Angelika Friedl, Astrid Büscher

Gut essen bei Diabetes

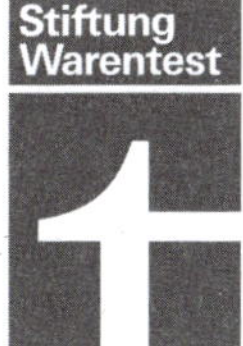

Inhaltsverzeichnis

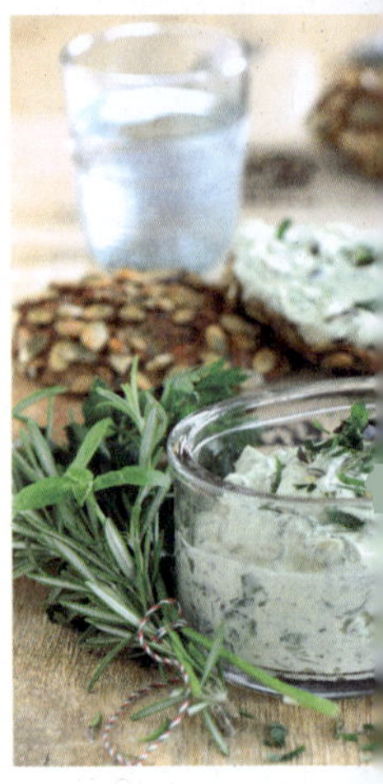

13

So behalten Sie die wichtigen Werte im Blick.

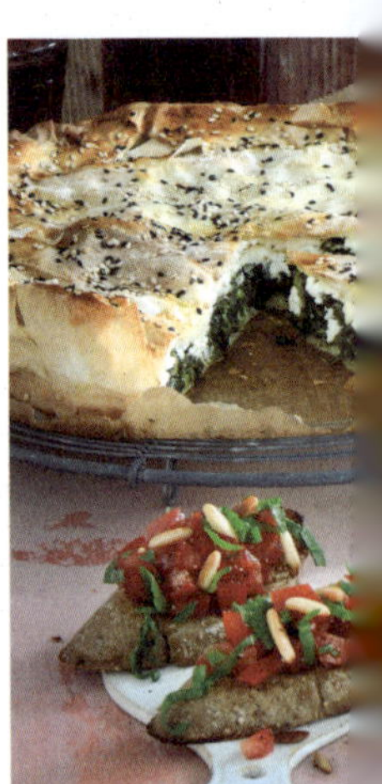

75

Mit unseren leckeren Rezepten ganz ohne Reue genießen

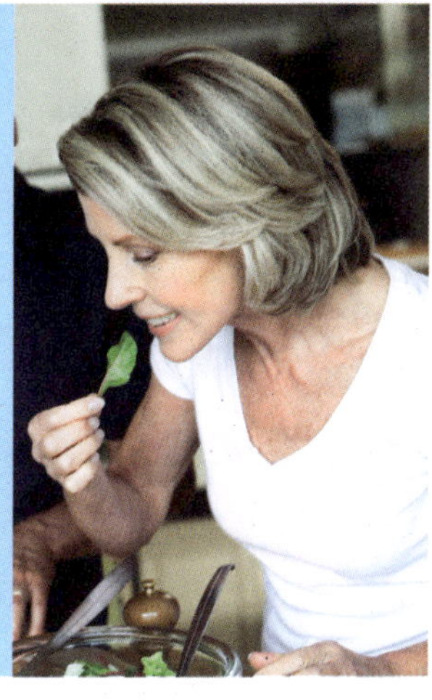

43

Prüfen Sie: Welche Lebensmittel lassen die Werte ansteigen?

26

Erfahren Sie, wie die Pfunde purzeln – ganz ohne Stress.

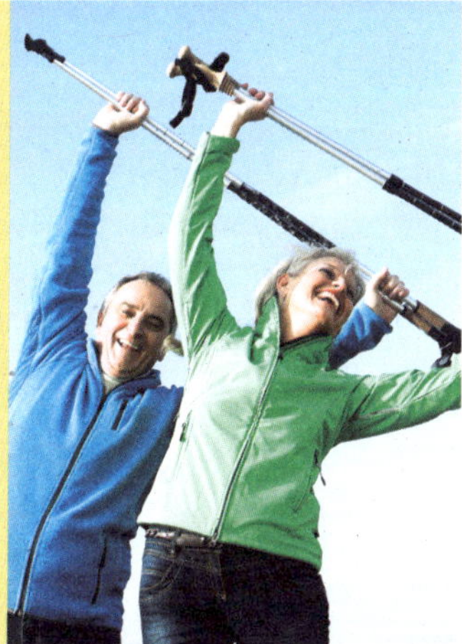

Was wollen Sie wissen?

Auch wenn Ihnen die Diagnose Diabetes Typ 2 zunächst einen Schrecken eingejagt hat: Sie werden schnell erkennen, wie gut sich die Erkrankung behandeln lässt. Einer der Garanten für eine erfolgreiche Therapie sind Sie selbst. Auf welche gesundheitlichen Zusammenhänge Sie achten sollten und wie Sie Ihre Ernährung individuell umstellen, erfahren Sie in diesem Ratgeber.

Was ist der Unterschied zwischen Diabetes Typ 1 und Typ 2?

Bei Typ 1 kann der Körper kein Insulin mehr herstellen. Daher brauchen die Betroffenen sofort und lebenslang Insulin. Die Erkrankung bricht plötzlich aus und trifft meistens Kinder, Jugendliche und junge Erwachsene. Der Typ-2-Diabetes, entwickelt sich dagegen langsam, oft über viele Jahre. Der Körper produziert entweder das blutzuckersenkende Hormon „Insulin" nicht mehr ausreichend oder das Insulin schafft es nicht mehr, den Zucker im Blut in die Körperzellen zu transportieren. Bei Typ 2 lassen sich die Blutzuckerwerte durch einen angepassten Lebensstil positiv beeinflussen. Mehr darüber, wie Sie das tun können, lesen Sie im Kapitel „Mit der Ernährung die Werte senken?", siehe S. 36 und im Kapitel „Leichter abnehmen, wenn es nötig ist", siehe S. 29.

Muss ich jetzt mein Leben lang Medikamente einnehmen?

Nicht unbedingt. Ziel der Therapie ist es, die Blutzuckerwerte auf ein annähernd normales Niveau zu senken. Besonders zu Beginn der Erkrankung ist es möglich, ohne blutzuckersenkende Medikamente auszukommen. Die Zauberformeln des Erfolges lauten: mehr Bewegung im Alltag, eine gesunde Ernährung und oft auch eine Gewichtsreduktion. Eine Lebensumstellung lohnt sich auch auf lange Sicht. Damit zögern Sie die Einnahme von Medikamenten oder das Spritzen von Insulin hinaus oder können dies in manchen Fällen sogar vermeiden. Nur wenn sich die Werte dauerhaft nicht verbessern, bekommen Sie Medikamente beziehungsweise später Insulin. Mehr dazu lesen Sie im Kapitel „Von der Diagnose zum Behandlungsplan" ab S. 10.

Warum ist der HbA1c-Wert so wichtig?

Dieser Wert, auch Langzeit-Blutzuckerwert genannt, sagt Ihnen und Ihrem Arzt oder Ihrer Ärztin, wie gut der Blutzucker eingestellt ist. Wenn der Blutzucker stark ansteigt, bindet sich mehr Glukose, also Zucker, als normalerweise an das Hämoglobin in den Zellen. Dieser rote Blutfarbstoff ist dann sozusagen „verzuckert". Der HbA1c-Wert misst nur die langfristig erhöhten Blutzuckerwerte. Je öfter und länger der Blutzucker erhöht ist, desto höher ist auch der HbA1c-Wert. Deshalb behält man diesen im Blick. Mehr Informationen erhalten Sie im Kapitel „Der Blutzucker erinnert sich" auf S. 16.

Stimmt es, dass ich mit einer Ernährungsumstellung meinen Diabetes heilen kann?

Leider nein, das stimmt nicht. Aber Sie können mit Veränderungen in Ihrer Ernährung bessere Blutzuckerwerte erreichen. Nur im Anfangsstadium der Erkrankung ist es für manche Menschen möglich, den Typ-2-Diabetes noch „zurückzudrehen". Dafür sind allerdings eine sehr starke Gewichtsabnahme oder der Verzicht auf Kohlenhydrate notwendig. Das erreichte Gewicht muss dann unbedingt stabil bleiben. Mehr über Halbwahrheiten und Mythen bei Diabetes lesen Sie im Kapitel „Vollwertig und vielfältig: Die Grundlagen", S. 42 und in „Mit der Ernährung die Werte senken", S. 36.

Und was darf ich noch essen?

Im Prinzip alles, genau wie ein Mensch ohne Diabetes. Spezielle Diabetes-Diäten mit einem generellen Zuckerverbot gehören glücklicherweise der Vergangenheit an. Essen Sie abwechslungsreich und das, was Ihnen schmeckt. Sie tun aber Ihren Blutzuckerwerten Gutes, wenn Sie weniger blutzuckererhöhende Lebensmittel auf den Teller legen und stattdessen mehr fett- und eiweißhaltige Lebensmittel zu sich nehmen. Sie machen genauso satt wie Kohlenhydrate. Auch Süßigkeiten sind nicht verboten. Genießen Sie Kuchen und Co. aber bewusst und eher selten. Alles Wichtige zur Ernährung lesen Sie ab dem Kapitel „Die richtige Ernährung", siehe S. 35.

Also ich weiß nicht. Fett ist doch eher ungesund und macht dick.

So einfach ist es nicht. Natürlich besitzen Nahrungsfette wie Öle viele Kalorien. In großen Mengen sollten Sie sie daher nicht zu sich nehmen, vor allem nicht in Kombination mit vielen Kohlenhydraten. Aber Fette erhöhen erstens nicht den Blutzucker und zweitens machen sie satt. Eine fettarme Ernährung hilft bei Diabetes nicht, wie man mittlerweile weiß. Zu viel Zucker auf dem Teller ist gefährlicher. Gerade fettreduzierte Light-Lebensmittel enthalten zum Beispiel oft viele Zuckerzusätze, damit sie schmecken. Informieren Sie sich genauer über dieses wichtige Thema im Kapitel „Keine Angst vor Fetten", S. 62.

Ich esse jetzt jeden Tag einen Löffel Zimt. Das soll den Blutzucker senken.

Das stimmt nicht ganz. Sie müssten schon täglich bis zu drei Teelöffel Zimt zu sich nehmen, damit der HbA1c-Wert um magere 0,2 Prozent sinkt. Und das Ihr Leben lang. Diese hohen Zimtmengen verursachen aber Unwohlsein oder Aufstoßen. Leider kursieren zu Ernährung und Diabetes viele Gerüchte und Missverständnisse. Im Kapitel „Vollwertig und vielfältig: Die Grundlagen" S. 42 lernen Sie, was wirklich hinter manchen Behauptungen steckt.

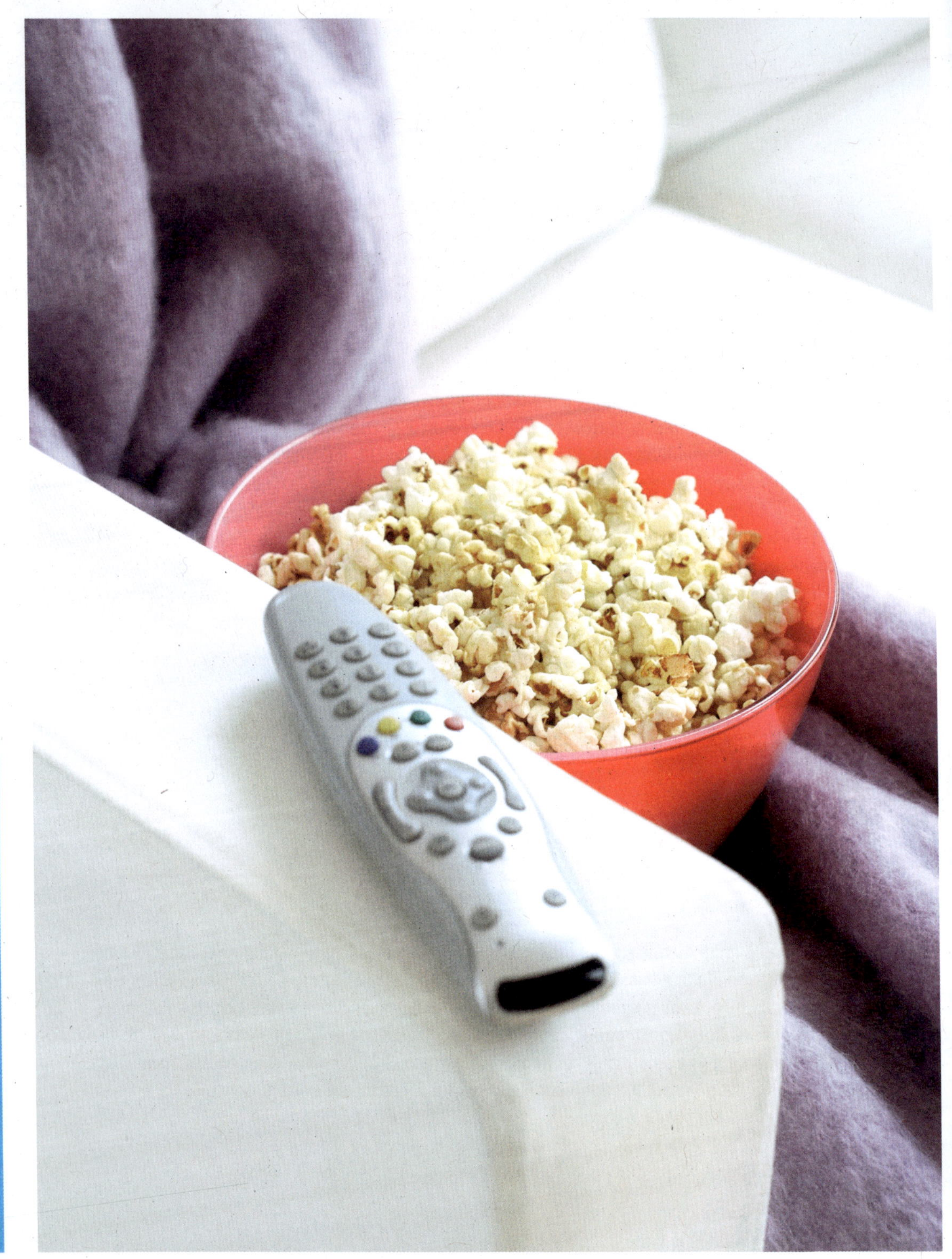

Diabetes kompakt

Bei Menschen mit einem Diabetes sind die Zuckerwerte im Blut zu hoch, daher auch sein Name „Zuckerkrankheit". Das ist aber kein Grund zur Sorge: Diabetes lässt sich heutzutage gut behandeln.

Die Ernährung bei Diabetes Typ 2 steht in diesem Ratgeber im Mittelpunkt. Aber gleich zu Beginn das Wichtigste: Sie dürfen essen und trinken, was Ihnen schmeckt. Allerdings haben Essen und Trinken einen entscheidenden Einfluss auf Ihren Diabetes und damit steht Ihnen eine wichtige Stellschraube in Ihrer Therapie zur Verfügung. Wie Sie mit (kleinen) Änderungen in der Ernährung Großes bewirken können, erfahren Sie in den nächsten Kapiteln.

Warum es die eine mit einem Diabetes trifft, den anderen aber nicht, ist noch nicht genau geklärt. Meist treffen verschiedene Faktoren zusammen: erbliche Veranlagung, das Alter oder Übergewicht. In diesem Kapitel beleuchten wir, warum Insulin bei Diabetes eine Schlüsselrolle spielt – es sorgt dafür, dass der Zucker im Blut in die Körperzellen gelangt. Außerdem erfahren Sie, warum ein unbehandelter Diabetes gefährlich ist. Und wir geben einen ersten Ausblick auf die Therapie, bei der Sie entscheidend mitbestimmen können und bei der vieles möglich ist.

In diesem Buch lernen Sie insbesondere die Grundlagen guter Ernährung bei Diabetes kennen. Sie möchten noch tiefer einsteigen und sich mit den Details der Erkrankung vertraut machen? Ausführlichere Informationen erhalten Sie im Ratgeber „Diabetes Typ 2" der Stiftung Warentest, den Sie über www.test.de/shop im Bereich „Gesundheit" finden.

Von der Diagnose zum Behandlungsplan

Nach der Diagnose „Diabetes Typ 2" entscheiden Sie gemeinsam mit Ihrem Arzt über die Behandlung.

Ein Typ-2-Diabetes entwickelt sich schleichend. Bei den meisten Menschen steigt der Blutzuckerspiegel langsam an. Als Betroffene spüren Sie zunächst nichts und fühlen sich nicht krank. Vielleicht haben auch Sie diese Erfahrung gemacht und waren von der Diagnose zunächst überrumpelt.

Typische Warnzeichen

Die Anzeichen eines Diabetes sind erst einmal nicht besonders auffällig und könnten viele Ursachen haben. Aber die eine oder andere der hier genannten Beschwerden kommt Ihnen womöglich bekannt vor:

- großer Durst
- häufiges Wasserlassen auch in der Nacht
- Müdigkeit und Abgeschlagenheit
- Verschlechterung der Sehfähigkeit
- häufige Infektionen und schlecht heilende Wunden

Im Laufe der Behandlung können Sie überprüfen, wie sehr sich Ihre Beschwerden verbessern. Am Anfang werden Sie wahrscheinlich noch nicht so viele Unterschiede bemerken. Aber später fühlen Sie sich zum Beispiel nicht mehr so schlapp oder müssen nachts nicht ständig auf Toilette.

Es gibt noch weitere Warnzeichen, die Sie im Blick behalten müssen. Starkes Übergewicht (Adipositas) erhöht das Risiko von Stoffwechselerkrankungen wie Diabetes. Auch zu viel Bauchfett gilt als Risikofaktor. Diese Merkmale verschlechtern auch Ihre Blutzuckerwerte. Mehr über die Bedeutung des Gewichts und wann eine Gewichtsreduktion zu empfehlen ist, erfahren Sie ab S. 23 im Kapitel „Ein gesundes Gewicht".

Es kann jeden treffen

Geben Sie sich die Schuld an Ihrem Diabetes? Weil Sie schon immer so gerne Schokolade essen? Es könnte auch am Übergewicht liegen oder an zu wenig Bewegung? Vielleicht haben Sie sich bereits den ein oder anderen unsensiblen Kommentar aus Ihrem Umfeld anhören müssen.

Bitte machen Sie sich keine Vorwürfe! Bis heute weiß man nicht genau, wie ein Diabetes Typ 2 entsteht. Auch junge und schlanke Menschen kann es treffen. Dass jeder schwer übergewichtige Mensch an Diabetes erkrankt, stimmt nicht. Übergewicht und Bewegungsmangel sind nur eine mögliche Ursache für Diabetes Typ 2. Für die sogenannte Zuckerkrankheit sind verschiedene Faktoren ursächlich – das Alter und ein häufiges Vorkommen von Diabetes Typ 2 in der Familie etwa spielen dabei eine große Rolle.

Einige Fakten über Diabetes

Diabetes mellitus ist eine Volkskrankheit. Etwa 7 Millionen Menschen in Deutschland leben nach den Befragungs- und Untersuchungssurveys des Robert-Koch-Instituts mit Diabetes. Die meisten davon sind wegen eines Typ-2-Diabetes in Behandlung. Schätzungsweise 373 000 sind von Typ-1-Diabetes betroffen. Zu hohe Blutzuckerwerte sind beiden Typen gemeinsam. Aber streng genommen liegen zwei unterschiedliche Krankheiten vor.

- **Typ-1-Diabetes** ist eine Autoimmunerkrankung. Hier zerstört das Abwehrsystem des Körpers komplett, aus heiterem Himmel, die Zellen der Bauchspeicheldrüse, die das Hormon Insulin herstellen. Das bedeutet, dass erkrankte Menschen sofort und ein Leben lang Insulin spritzen müssen.
- **Typ-2-Diabetes** entwickelt sich dagegen langsam. Der Blutzuckerspiegel ist dauerhaft erhöht, weil die Bauchspeicheldrüse über die Jahre immer weniger Insulin produziert. Das Hormon Insulin spielt eine entscheidende Rolle bei unserer Ernährung. Die meisten Zellen können nur mithilfe des Insulins den Energielieferanten Zucker aus der Nahrung aufnehmen und verwerten. Wenn die Körperzellen das Insulin aber nicht mehr richtig verarbeiten, steigen die Blutzuckerwerte (Hyperglykämie). Mit der Zeit schädigen sie Blutgefäße, Nerven und andere Organe. So können hohe Blutzuckerwerte die Blutgefäße in den Nieren oder in der Netzhaut der Augen angreifen. Die gute Nachricht: Sie können viel selbst tun, um der Krankheit ihren Schrecken zu nehmen. Der Schlüssel zur Veränderung liegt in den Medikamenten und Ihrem Lebensstil. Durch (kleine) Veränderungen in Ihren Ess- und Trinkgewohnheiten sowie mehr Bewegung können Sie Ihre Blutzuckerwerte senken. Wenn Sie etwa weniger Kohlenhydrate und stattdessen mehr Eiweiß oder sogar Fette essen, werden Sie satt, aber der Zuckerspiegel ist niedriger.

Lässt sich Diabetes heilen?

Bei Diabetes Typ 1 ist die Frage schnell mit Nein beantwortet. Bisher ist nicht erforscht, warum die Auto-Antikörper entstehen, die für die Zerstörung der insulinproduzierenden Betazellen verantwortlich sind. Auch die Transplantation einer neuen Bauchspeicheldrüse würde nicht zwangsläufig helfen, denn über kurz oder lang greifen die Antikörper die Betazellen wieder an.

Bei Diabetes Typ 2 ist die Antwort etwas komplexer. Zunächst liegt die Idee nahe, einfach eine Bauchspeicheldrüse zu transplantieren – denn bei Diabetes Typ 2 spielen Antikörper keine Rolle. Trotzdem wird eine solche Operation zurzeit nicht empfohlen. Patienten müssten enorme Einschränkungen auf sich nehmen. Sie wären zum Beispiel ein Leben lang auf Medikamente angewiesen, die das Immunsystem unterdrücken. Bei starkem Übergewicht gibt es Hinweise, dass Abnehmen die Blutzuckerwerte und die Insulinreaktion verbessern kann. Dazu reichen jedoch ein paar Kilo nicht aus. Sie müssten schon deutlich abnehmen (siehe S. 29).

In den meisten Fällen, bei einer genetischen Veranlagung oder in fortgeschrittenem Alter, ist Diabetes Typ 2 nicht heilbar. Deshalb gilt: Je klarer Ihnen die Zusammenhänge zwischen Erkrankung und Lebensstil sind, desto besser können Sie mit Ihrem Diabetes leben!

Wenn der Zuckerstoffwechsel entgleist

Ein gesunder Körper hält die Zuckerwerte fein austariert im Gleichgewicht, egal ob wir etwas essen oder nicht. Steigt der Blutzucker nach einer Mahlzeit in die Höhe, schüttet die Bauchspeicheldrüse blitzschnell Insulin aus. Das Hormon transportiert den Zucker, genauer gesagt Traubenzucker (= Glukose), aus der Nahrung in verschiedene Organe wie in das Fettgewebe und vor allem in die Muskelzellen. Ohne Insulin würden die Zuckermoleküle, bildlich gesprochen, vor verschlossenen Türen stehen. Insulin funktioniert wie ein Türschlüssel, weil es die Bestandteile des Zuckers – und damit die Energie, die der Körper benötigt – durch die Zellwände schleust. Ein komplizierter Vorgang.

→ Der Speicherort

Insulin wird in der Bauchspeicheldrüse gebildet, im oberen Bauchbereich hinter dem Magen. Genauer in den Betazellen der sogenannten Langerhans'schen-Zellen. Im Blut befindet sich immer etwas Insulin – im nüchternen Zustand/über Nacht etwa 10 mU/l.

Nach einer Mahlzeit dauert es etwa zwei Stunden, bis das Insulin den Zucker abgebaut hat. Dann sinkt der Blutzuckerspiegel wieder auf einen normalen Pegel. Was passiert nun, wenn das System der Blutzuckerkontrolle aus dem Tritt gerät?

Bei Diabetes Typ 2 können es die Betroffenen mit zwei Problemen zu tun haben. Zum einen können die Körperzellen nicht mehr so gut wie früher auf das Insulin reagieren. Experten bezeichnen das als Insulinresistenz. Die Folge: Im Blut kreist jetzt auf Dauer zu viel Zucker.

In der Folge versuchen die Betazellen der Bauchspeicheldrüse, die für die Insulinproduktion zuständig sind, mehr Insulin herzustellen, um irgendwie den Zucker doch noch in die Zellen zu befördern. Für die Bauchspeicheldrüse ist das ein großer Kraftakt – mit der Folge, dass sie mit der Zeit immer weniger Insulin herstellt. Zum anderen kann es sein, dass die Bauchspeicheldrüse von Anfang an zu wenig Insulin herstellt. Menschen mit Diabetes leiden dann an einem „relativen Insulinmangel".

Im Blut liegt die Wahrheit

Mit einem Bluttest lässt sich relativ schnell feststellen, ob ein Mensch an Diabetes erkrankt ist. Der Blutzuckerwert sagt aus, wie viel Zucker (Glukose) im Blut enthalten ist. Für die Diagnose stehen verschiedene Möglichkeiten zur Verfügung. In der Regel ermittelt die Ärztin den Langzeit-Zuckerwert (= HbA1c) oder misst den Nüchternblutzucker. Für Sie als Patientin erfüllt die regelmäßige selbstständige Bestimmung Ihres Blutzuckerwertes auch in Zukunft eine wichtige Kontrollfunktion und verschafft Ihnen Sicherheit.

Wenn ein gesunder Mensch längere Zeit nichts mehr gegessen hat, schwankt die Glukose in seinem Blut zwischen 60 und 100 Milligramm (mg) pro Deziliter (dl). Nach dem Essen sollten es idealerweise nicht mehr als 140 mg/dl sein. Der Blutzuckerwert wird auch in internationalen Maßeinheiten angegeben. Dann spricht man von „Millimol per Liter" (mmol/l). Hier sollte der Nüchternblutzucker zwischen 3,3 und 5,6 mmol/l liegen. Kurz nach einer Mahlzeit steigt der Wert bei Gesunden nicht über 7,8 mmol/l. Einen Diabetes haben Sie, wenn

1. der Wert der sogenannten Nüchternplasmaglukose über 126 mg/dl bzw. 7,0 mmol/l liegt oder
2. der Blutzucker nach dem Essen über 200 mg/dl bzw. 11,1 mmol/l ansteigt oder
3. der HbA1c-Wert größer oder gleich 6,5 % (48 mmol/l) ist.

Ein einmalig leicht erhöhter Blutzuckerwert reicht jedoch nicht aus, um einen Diabetes festzustellen. Neben den erwähnten Tests gibt es daher noch andere Untersuchungen, die in der Praxis vorgenommen werden. Diese Erfahrung haben vermutlich auch Sie

---

Testmittel Traubenzucker: Bei einem oralen Glukosetoleranztest bekommen Sie 75 g Traubenzucker, aufgelöst in 300 ml Wasser oder Tee zu trinken. Zwei Stunden vor sowie zwei Stunden nach dem Test wird der Blutzucker gemessen. Bis zu zwölf Stunden vor den Tests müssen Sie auf Essen und Trinken verzichten.

bei Ihrer Ärztin oder Ihrem Arzt gemacht. Des Öfteren liegen die Werte nämlich in einer Grauzone, die Experten als „gestörte Glukosetoleranz" bezeichnen. Mit einem „oralen Glukosetoleranztest" (OGTT) wird ermittelt, ob nur eine gestörte Glukosetoleranz, also eine Vorstufe von Diabetes Typ 2, besteht oder ob es sich wirklich um eine Diabetes-Erkrankung handelt.

Die Therapie: Vieles ist möglich

Wahrscheinlich hat die Diagnose bei Ihnen erst einmal einen ordentlichen Schreck ausgelöst. Aber vielleicht haben Sie auch schon gehört, dass heute eine gute Lebensqualität mit Diabetes möglich ist. Die Therapie hat sich in den letzten Jahren komplett modernisiert. In der Behandlung gibt es schon lange kein „Das rate ich Ihnen aber dringend" oder „Das sollten Sie ab sofort unterlassen" mehr. Sie bestimmen jetzt – im Team mit Ärzten und Diabetesberaterinnen – über Ihre Therapieziele und entscheiden, wie Sie Ihr Leben mit Diabetes gestalten wollen.

→ Therapieziele festlegen

Sie entscheiden mit Ihrem Arzt über die Art der Behandlung, die für Sie am besten passt. Dabei werden verschiedene Aspekte berücksichtigt, wie Ihr Alter, Ihre Lebenssituation und Ihre Wertvorstellungen sowie die Folgen, die die Behandlung für Ihre Lebensqualität hat.

Die Behandlung richtet sich auf Ihre individuelle Lebenssituation aus und basiert auf diesen zwei Bausteinen:

- die Basistherapie durch kleine Änderungen des Lebensstils (Ernährung, Bewegung und Gewicht halten oder reduzieren)
- Medikamente und eventuell Insulin, wenn die Basistherapie nicht ausreicht

Elemente der Basistherapie

Eine Vielzahl von Büchern und Internetseiten beschäftigt sich mit dem Thema Diabetes und Ernährung. Die Anzahl der Ernährungsempfehlungen scheint noch größer zu sein. In manchen Ratgebern und Internetforen lesen Sie zum Beispiel, dass Sie mit der richtigen Ernährung Ihren Diabetes Typ 2 sogar heilen können. Diese Behauptung gilt bislang nicht als erwiesen. Gesichert ist nur, dass eine abwechslungsreiche Ernährung mit wenig Kohlenhydraten sowohl bei einem eventuell nötigen Abnehmen unterstützt als auch die Insulinwirkung verbessert und „Zuckerspitzen" nach dem Essen verhindert (siehe ab S. 35).

Mehr Bewegung wirkt sich günstig auf den Blutzuckerspiegel aus. Dann verbrennen die Muskeln mehr Zucker und die Körperzellen werden empfindlicher gegenüber Insulin. Allerdings: Ein Sportcrack müssen Sie deswegen nicht werden. Gute Wirkungen lassen sich auch erzielen, wenn Sie in Ihren Alltag einfach mehr Bewegung einbauen.

Nach der Diagnose ist in der Regel zunächst das Ziel, mit der Basistherapie die zu hohen Blutzuckerwerte zu senken. Dafür sollten Sie sich etwa drei bis sechs Monate Zeit lassen. Wenn das nicht funktioniert, wird Ihnen Ihr Arzt blutzuckersenkende Medikamente, sogenannte Antidiabetika, vorschlagen. Hier ist das Mittel der ersten Wahl Metformin. Daneben gibt es noch andere Medikamente, die jeweils unterschiedlich im Körper wirken. Wenn Sie eine Zeit lang die Basistherapie mit Medikamenten kombiniert haben, ist es sogar möglich, die Medikamente abzusetzen.

▶ Eine Übersicht über die wichtigsten Diabetesmedikamente, ihre Wirkweise sowie ihre Vor- und Nachteile für eine Therapie finden Sie in unserer Datenbank Medikamente im Test unter www.test.de, Stichwort Medikamente im Test.

Wenn Tabletten nicht mehr helfen

Manche Menschen mit Typ-2-Diabetes brauchen ihr Leben lang kein Insulin. Aber es kann passieren, dass die Blutzuckerwerte nicht auf den gewünschten Wert sinken, also nie den Blutzucker-Langzeitwert erreichen, den Sie mit Ihrem Diabetesteam vereinbart haben. In einem solchen Fall kann eine Insulintherapie helfen. Es gibt rasch wirkende und lang wirkende Insuline sowie Kombinationen aus beiden Insulinen (sogenannte Mischinsuline). Manchmal müssen Sie nur zu den Mahlzeiten spritzen, in anderen Fällen wiederum morgens und abends. Auch die Kombination von Insulinspritze und Tabletten ist häufig.

Diabetes hat einen langen Atem

Ohne sich groß einschränken zu müssen, können Sie mit Ihrem Diabetes uralt werden. Kritisch wird es jedoch, wenn Ihre Blutzuckerwerte über viele Jahre zu hoch liegen. Zunächst tut Ihnen dann zwar nichts weh, aber irgendwann meldet sich Ihr Körper. Betroffen sind vor allem die kleinen und großen Blutgefäße sowie die Nerven, besonders sensibel reagieren die Füße auf hohe Werte.

So können Schäden an den Nerven auftreten, die für Schmerz-, Hitze- und Kälteempfinden zuständig sind. Auch im vegetativen Nervensystem können die langfristigen Folgen schlechter Blutzuckerwerte zu spüren sein. Menschen mit Diabetes haben ein erhöhtes Risiko für Herz- und Gefäßerkrankungen an den großen und kleinen Blutgefäßen.

Solche Folgeschäden müssen nicht sein! Sie können sie leicht vermeiden, wenn Ihr Blutzuckerspiegel gut eingestellt ist und Sie Ihre regelmäßigen Kontroll- und Untersuchungstermine wahrnehmen.

Ihre Werte im Blick

Am Anfang ist es lästig, immer wieder den Blutzucker zu messen. Aber mit der Zeit gewöhnen Sie sich daran.

Mit Zuckerwerten im individuellen Zielbereich, den Sie mit Ihrem Diabetesteam festgelegt haben, können Sie mögliche Folgeschäden des Diabetes verhindern. Gemeinsam mit Ihrem Diabetesarzt oder Ihrer -ärztin besprechen Sie, welche Zielwerte für Sie infrage kommen. Die Werte sind individuell und unterscheiden sich je nachdem, in welchen Lebensumständen Sie sich befinden, welche Vorerkrankungen Sie haben und was Sie erreichen wollen.

Was sind gute Werte?

Dreh- und Angelpunkt der Therapie ist, Ihren Blutzuckerspiegel den Werten gesunder Menschen anzunähern. Aber die Werte von Menschen ohne Diabetes sollen Patienten – ausgenommen sind schwangere Frauen – nicht anstreben. Die Gefahr von Unterzuckerungen ist ansonsten zu groß.

Blutzuckerwerte sind allerdings nicht in Stein gemeißelt. Auch bei „Stoffwechselgesunden", wie Medizinerinnen sagen, schwanken die Werte, zum Beispiel nach dem Essen oder einer intensiven Sporteinheit. Auch Stress, Medikamente, der Genuss von Alkohol und hormonelle Veränderungen können die Werte beeinflussen. Bei Menschen ohne Diabetes liegen die Werte

- bei 60–100 mg/dl oder 3,3–5,5 mmol/l nüchtern, acht bis zehn Stunden nach einer Mahlzeit
- bei unter 140 mg/dl oder 7,8 mmol/l, ein bis zwei Stunden nach dem Essen

Bei Menschen mit Diabetes Typ 2 schlägt die VersorgungsLeitlinie (NVL) Typ-2-Diabetes folgenden Zielwert vor:

- HbA1c-Wert (Langzeitzucker): 6,5–8,5 %, abhängig vom Gesundheitszustand, Alter und anderen Erkrankungen
- wer zum Beispiel vor dem Essen bei ca. 4–8 mmol/l liegt, kann einen HbA1c bis ca. 7,5 % schaffen

Der Blutzucker erinnert sich

Der Langzeitwert (= HbA1c) misst den durchschnittlichen Blutzucker der vergangenen acht bis zwölf Wochen. Er zeigt an, wie hoch der Anteil des roten Blutfarbstoffs Hämoglobin ist, der sich mit den Zuckermolekülen verbunden hat. Etwa drei Monate dauert es, bis „verzuckertes" Hämoglobin durch neue Blutzellen ersetzt wird. So können Sie und Ihre Diabetologin über Monate beurteilen, wie erfolgreich die Therapie ist.

Allerdings stellt der HbA1c nur einen mittleren Wert dar. Es kann durchaus sein, dass Ihre Blutzuckerwerte in den vergangenen Wochen Achterbahn gefahren sind. Meistens werden Sie das überhaupt nicht mitbekommen haben. Wenn solche Schwankungen aber häufiger vorkommen, sollten Sie mit Ihrem Diabetesteam nochmals darüber sprechen.

→ Diabetes Typ 2 im Alter

Bei älteren Menschen ist ein leicht höherer HbA1c-Wert in Ordnung. Denn auch bei gesunden Menschen erhöht sich der Wert mit zunehmendem Alter um etwa 0,4 bis 0,6 %. Ein Diabetes liegt deswegen aber nicht vor.

Ein menschlicher Körper ist keine Maschine und es gibt Dutzende von Gründen, warum sich gesundheitliche Werte eine Zeit lang nicht so entwickeln wie gewünscht. Wenn sich hohe HbA1c-Werte aber über viele Monate bestätigen, sollten Sie die Therapie zusammen mit Ihrer Ärztin verändern.

Immer einen niedrigen Langzeitwert anzustreben, ist allerdings auch nicht per se empfehlenswert. Das gilt besonders für Menschen, die schon lange an Diabetes Typ 2 erkrankt sind und ein hohes Risiko für Herzinfarkt und Schlaganfall besitzen. So zeigte eine Studie, dass mehr Menschen verstorben waren, bei denen der HbA1c-Wert stark gesenkt wurde, im Vergleich zu anderen Studienteilnehmern, bei denen dies nicht erfolgt ist. Im Umkehrschluss bedeutet dies: Auch Werte von 7,5 bis 8,5 Prozent können unter bestimmten Bedingungen noch okay sein. Allerdings müssen Sie dann besonders auf eine gute Behandlung des Blutdrucks und der Blutfettwerte achten, um sich vor Herzinfarkt und Schlaganfall zu schützen (siehe „Leichter abnehmen, wenn es nötig ist“, S. 29).

Kritische Werte

Wer Medikamente, sogenannte orale Antidiabetika, einnimmt, braucht sich oft nicht um tägliche Blutzuckermessungen zu kümmern. Es kann ausreichen, alle drei Monate den HbA1c-Wert in der Arztpraxis bestimmen zu lassen. Sind Sie aber in der glücklichen Lage, ohne Medikamente auszukommen, empfiehlt es sich, gelegentlich den Urinzucker ein bis zwei Stunden nach einer Hauptmahlzeit zu messen. Wer Insulin spritzt, muss mindestens einmal, meist mehrmals täglich, den Blutzuckerwert messen. Wie oft, hängt von der Art der Insulintherapie ab.

Häufigere Selbstkontrollen des Blutzuckerspiegels können aber auch für Patientinnen, die blutzuckersenkende Tabletten nehmen, sehr hilfreich sein. Besonders zu Beginn oder nach einer Umstellung der Therapie lässt sich oft nicht abschätzen, wie der Blutzucker reagiert. Häufigere Kontrollen lohnen sich auch, wenn starke Schwankungen des Blutzuckers auftreten beziehungsweise zu erwarten sind. Das gilt zum Beispiel in folgenden Fällen:

Immer aktuell: CGM-Geräte (kontinuierliche Glukosemessung) messen den Zuckergehalt im Unterhautgewebe rund um die Uhr mithilfe eines kleinen Sensors. Sie schlagen Alarm bei zu hohen oder zu niedrigen Zuckerwerten.

- längere Reisen mit Zeitverschiebung
- große körperliche Anstrengungen
- Erkältungen bzw. körperliches Unwohlsein
- Symptome einer Unterzuckerung (Zittern, Heißhunger, Blässe, Herzrasen, Schwitzen)
- Symptome einer Überzuckerung (starkes Durstgefühl, Müdigkeit)

Durch regelmäßige Messungen – und mit der Dokumentation der Werte in einem Blutzuckertagebuch – gewinnen Sie einen Überblick, wie erfolgreich Ihre Therapie ist, und können mit Ihren Ärztinnen besprechen, wo Sie eventuell noch gegensteuern müssen.

Achtung, Zuckerschwankungen!

Ist die Regulation der Blutzuckerwerte gestört, kann es sowohl zu Über- als auch zu Unterzuckerung kommen. Mit Unterzuckerungen (Hypoglykämie) haben meistens Menschen mit Diabetes Typ 1 zu kämpfen, die ja immer ein Insulinpräparat spritzen müssen. Aber auch Menschen mit Diabetes Typ 2 können betroffen sein, zum Beispiel wenn sie auf bestimmte insulinfreisetzende Tabletten wie Sulfonylharnstoffe einnehmen oder Insulin spritzen. Treten Unterzuckerungen häufiger auf, sollten Sie die Ursachen von Ihrem Arzt überprüfen lassen.

- **Unterzuckerung:** Eine Unterzuckerung liegt vor, wenn der Blutzucker unter 80 mg/dl bzw. unter 4,4 mmol/l liegt.

Bei einer Unterzuckerung helfen Kohlenhydrate, die im Blut schnell aufgenommen werden. Das können vier Plättchen Traubenzucker sein, eine Handvoll Gummibärchen oder ein Glas Fruchtsaft oder Limonade. Nach einigen Minuten sollten Sie messen, ob sich der Blutzuckerwert wieder normalisiert hat.

Zu Überzuckerung kann es kommen, wenn Sie zum Beispiel mehr gegessen haben als sonst oder zu wenig Insulin gespritzt haben. Aber auch Fieber und bestimmte Medikamente können zu Überzuckerung führen. Bei einer Überzuckerung hilft es, viel Wasser zu trinken.

- **Überzuckerung:** Eine Überzuckerung beginnt bei einem Wert über 180 mg/dl bzw. 10,0 mmol/l.

Wichtig sind die Blutzuckerwerte vor einer Mahlzeit, aber auch die Werte nach dem Essen. Sie zeigen Ihnen, wie gut Ihr Diabetes eingestellt ist. So kann es zum Beispiel sein, dass Sie sich vor dem Frühstück über gute Nüchternwerte freuen, aber nach dem Frühstück ist der Blutzucker dann plötzlich in die Höhe geschossen. Das ist nach einer Mahlzeit erst einmal normal und auch nicht schlimm.

→ Notventil Nieren

Schwimmt zu viel Zucker im Blut, springt die Niere als Abflusssystem ein. Ab einem Wert von etwa 10 mmol/l (180 mg/dl), der sogenannten Nierenschwelle, wird Zucker in den Urin geleitet. So versucht der Körper, den Blutzuckerspiegel zu regulieren.

Wenn Sie Ihre Werte regelmäßig kontrollieren, können Sie und Ihr Diabetesteam aber schnell reagieren und die Behandlung, wenn nötig, verändern. Wenn Über- oder Unterzuckerungen häufiger auftreten, sollten Sie in jedem Fall eine Ärztin aufsuchen und das überprüfen lassen.

Übung macht den Meister

Den Blutzuckerwert können Sie mit einem Messgerät selbst bestimmen. Solche Geräte gibt es günstig in Supermärkten oder im Internet-Versandhandel zu kaufen. Manchmal ist es aber um deren Messgenauigkeit

Checkliste

Blutzucker messen

Die richtige Technik beim Blutzuckermessen vermeidet sowohl Fehlmessungen als auch Verletzungen.

- ☐ **Materialien bereitstellen.** Messgerät, Teststreifen, Stechhilfe, Blutzuckertagebuch.
- ☐ **Hände waschen und gut trocknen.** Zuckerreste an den Fingern können die Messwerte verfälschen.
- ☐ **Hände oder Arm leicht schütteln,** das erhöht die Durchblutung, die Blutentnahme gelingt besser.
- ☐ **Seitliche Fingerbeere.** Am besten seitlich in die Fingerbeere stechen. Dort gibt es mehr Blutgefäße, aber weniger Schmerzrezeptoren.
- ☐ **Jede Lanzette nur einmal verwenden!**
- ☐ **Die Hände pflegen.** Direkt nach der Blutentnahme die Fingerspitze sanft drücken, das verhindert Blutergüsse. Die Hände mit einer Feuchtigkeitscreme einreiben.

schlecht bestellt. Lassen Sie sich daher von Ihrem Diabetesteam oder in einer Apotheke beraten, welches Gerät für Sie infrage kommt. Generell empfiehlt es sich, die Funktion der Geräte hin und wieder in der Arztpraxis oder in der Apotheke überprüfen zu lassen.

Die Bedienung des Messgeräts ist einfach: Zuerst legen Sie den Teststreifen in das Messgerät ein. Mit einer Lanzette stechen Sie sich in den Finger und tragen den Blutstropfen auf einem Teststreifen auf. Schon nach wenigen Sekunden wird das Ergebnis angezeigt. In Diabetes-Schulungen üben Sie den genauen Ablauf und mit der Zeit werden Sie immer routinierter.

→ Sie sind unsicher?

Wenn Sie unsicher sind, ob die Werte stimmen, können Sie die Ergebnisse aber auch in einer Apotheke oder bei Ihrem Arzt oder Ihrer Ärztin mit einem Labortest überprüfen lassen. Das Blut aus der Vene ermöglicht eine genauere Messung und bringt Ihnen Sicherheit.

Auch mit einem Urintest lässt sich die Diabeteseinstellung überprüfen. Dafür brauchen Sie einen Auffangbecher und einen Urin-Teststreifen, den Sie in der Apotheke bekommen. Verfärbt sich der Streifen ist Ihr Zuckerspiegel über 10 mmol/l oder 180 mg/dl. Erst dann scheidet der Körper Zucker über den Urin aus.

Wird Ihr Diabetes nicht mit Insulin behandelt, reicht es oft aus, nur den Urinzucker zu kontrollieren.

Mehr Sicherheit gewinnen

Menschen mit Diabetes sollten nicht nur ihre Blutzuckerwerte im Blick behalten, sondern auch eine Reihe anderer körperlicher Werte. Kontrolluntersuchungen sind daher sehr wichtig.

Dazu gehören besonders regelmäßige Messungen des Blutdrucks. Denn viele Menschen mit Diabetes Typ 2 haben einen zu hohen Blutdruck, der genau wie zu hohe Blutzuckerwerte still und heimlich Herz, Nieren und Gefäße schädigen kann. Hier ist daher besondere Vorsicht angesagt und Sie sollten auch Ihre Blutdruckwerte regelmäßig von Ihrem Hausarzt prüfen lassen. Wenn Sie Medikamente gegen Bluthochdruck nehmen, sollten Sie Ihren Blutdruck selbst messen. Damit können Sie überprüfen, ob die Medikamente richtig dosiert sind und der Blutdruck gut eingestellt ist. In der Regel reichen ein bis zwei Messungen in der Woche aus. Es gibt Messgeräte sowohl für das Handgelenk und den Oberarm. Weil bei älteren Menschen manchmal die Gefäße am Handgelenk verkalken, sollten Sie Oberarmmessgeräte kaufen.

Disziplin lohnt sich! Bei den Kontrollen wird Ihre Therapie immer wieder überprüft und Anzeichen für Folgeerkrankungen können früh erkannt werden. Unterstützung finden Sie mit dem sogenannten Disease-

Die wichtigsten Kontrolluntersuchungen bei Diabetes Typ 2

	Warum?	Wie oft?
Augen	Schädigung der Blutgefäße Untersuchung des Augenhintergrundes	Alle 1 bis 2 Jahre
Nieren	Nierenschäden – Bestimmung des Albumingehalts im Urin oder Nierenwerte im Blut	Einmal im Jahr
HbA1c-Wert	Entwicklung des Blutzuckerwerts der vergangenen acht bis zwölf Wochen	Alle drei Monate
Füße	Nervenschäden und Durchblutungsstörungen – Schmerzen an Füßen werden nicht mehr wahrgenommen	Einmal im Jahr
Blutdruck	Hoher Blutdruck schädigt die Gefäße, das Risiko für Folgeerkrankungen ist erheblich und sollte unbedingt im Blick behalten werden.	Alle drei Monate
Zähne	Risiko einer Paradontitis (chronische Entzündung des Zahnhalteapparats)	Einmal im Jahr

Quelle: DMP Anforderungen-Richtlinie, https://www.g-ba.de/richtlinien/83

Management-Programm (DMP) der gesetzlichen Krankenkassen, in das Sie Ihre Ärztin einschreiben kann. Zu diesem Programm für chronisch Erkrankte gehören unter anderem regelmäßige Arztbesuche und Kontrollen.

Halten Sie für Ihren Besuch beim Hausarzt oder bei Ihrer Diabetologin stets den Gesundheits-Pass Diabetes sowie das Diabetes-Tagebuch griffbereit. Mit Diabetes-Apps können Sie ihre Werte elektronisch in übersichtlicher Form dokumentieren und sogar grafisch hübsch darstellen lassen.

▶ **Hat man bei Ihnen auch Bluthochdruck festgestellt, erhalten Sie Rat in dem Buch „Bluthochdruck. Vorbeugen, erkennen, behandeln" der Stiftung Warentest.**

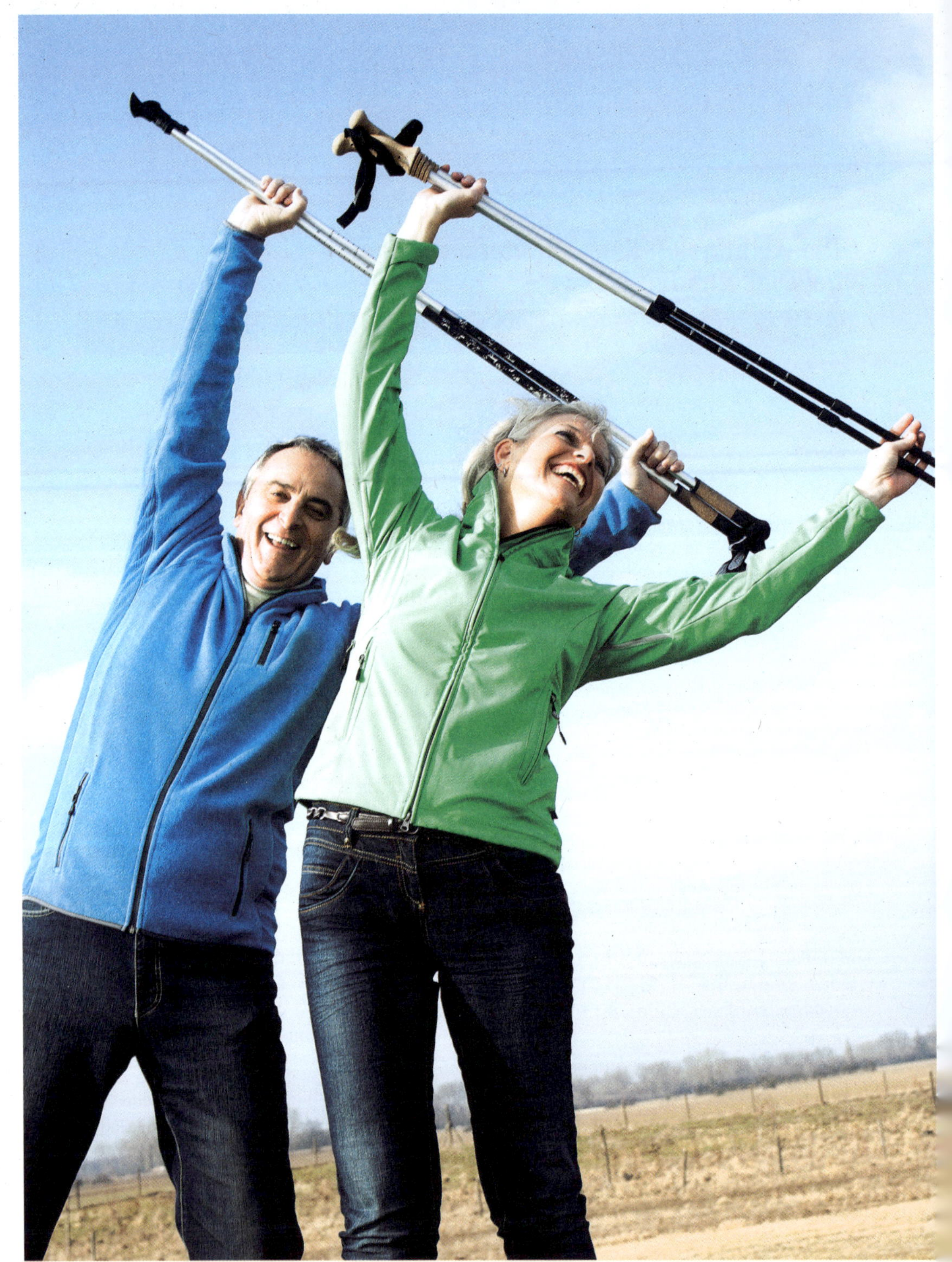

Ein gesundes Gewicht

Bewegung kann wie Medizin sein. Besonders bei Diabetes. Der Blutzucker sinkt. Neben einer bewussten Ernährung kann auch eine Gewichtsabnahme sinnvoll sein. Doch das Gewicht zu halten, ist auch ein wichtiger Erfolg.

Bei leichtem Übergewicht sprechen in den allermeisten Fällen keine gesundheitlichen Gründe fürs Abnehmen. Achten Sie lieber auf sich selbst und kümmern Sie sich weniger um Ihr Gewicht. Mit mehr Bewegung im Alltag – es muss kein strenges Sportprogramm sein – tun Sie Ihren Blutzuckerwerten auch Gutes. Nur für Menschen mit sehr starkem Übergewicht kann eine Gewichtsabnahme sinnvoll sein. Denn dann können die Zellen wieder besser auf das Insulin ansprechen. Sprich: wieder mehr Zucker verarbeiten. Wenn Sie sich regelmäßig mehr bewegen, können Sie Ihren Blutzuckerspiegel dauerhaft senken.

Aber machen Sie sich keinen Stress. Besser als von heute auf morgen eine Diät anzufangen, ist es für Sie, sich umfassend mit den Zusammenhängen zwischen Ihrer Ernährung und Ihrer Erkrankung vertraut zu machen. Je genauer Sie verstehen, was in Ihrem Körper passiert und wie er auf Veränderungen reagiert, desto souveräner können Sie auf lange Sicht damit umgehen. Denn Sie haben viel mehr in der Hand, als Sie vielleicht denken.

Das Gewicht ein Problem?

Viele denken, dass vielleicht die Pfunde mehr auf der Waage der Auslöser für den Diabetes Typ 2 sind. Aber so ist es nicht.

Übergewicht und Diabetes treten oft im Doppelpack auf – viele Menschen mit Diabetes Typ 2 sind adipös. Leichtes Übergewicht ist auch überhaupt kein Problem. Trotzdem kann es gute Gründe geben, nicht abzunehmen. Häufig reicht es aus, das Gewicht zu halten und die Kalorienmenge nicht zu erhöhen, um den Diabetes in Schach zu halten.

Warum Abnehmen nicht automatisch gut ist

Die Empfehlungen der Experten sind klar. Abnehmen kann sich für Menschen mit Typ-2-Diabetes bei starkem Übergewicht lohnen. Genaueres dazu und ab wann man von starkem Übergewicht spricht, erfahren Sie im Abschnitt „Leichter abnehmen, wenn es nötig ist“, S. 29. Wer nur leichtes Übergewicht hat, profitiert dagegen kaum von einem Gewichtsverlust. Das bedeutet für Sie: Nur wenn Sie unzufrieden mit Ihrem Gewicht sind, können Sie darüber nachdenken, wie Sie abnehmen können. Aber müssen tun Sie es nicht.

Aber egal, ob wenig oder viel Übergewicht: Gewicht zu verlieren ist schwer, keine Frage, aber die noch größere Herausforderung ist es, das erreichte Gewicht dann zu halten. Vielleicht haben Sie selbst schon frustrierende Erfahrungen mit dem berühmten Jo-Jo-Effekt gehabt – der übrigens oft unabhängig von der Dauer einer Diät eintritt.

Eine Ernährungsumstellung mit dem Zweck der Gewichtsabnahme ist mehr als eine Diät. Sie erfordert eine Menge Wissen, Ausdauer und den Willen, nicht nur anders zu essen, sondern langfristig seinen Lebensstil zu verändern. Doch ein solch intensiver Prozess ist aus verschiedenen Gründen nicht grundsätzlich ratsam: Vielleicht stecken Sie gerade in einer stressigen Lebenssituation und brauchen dafür all Ihre Kraft; vielleicht sollten Sie aus medizinischen Gründen nicht fasten, zum Beispiel bei einer Schwangerschaft oder während der Stillzeit.

Besprechen Sie die Notwendigkeit und das Für und Wider einer Gewichtsreduktion mit Ihrem Diabetesteam und Ihrem Arzt. Sie allein treffen dann die Entscheidung, wie Sie Ihren Diabetes behandeln wollen. Mit Medikamenten, zumeist kleinen Veränderungen beim Essen und Trinken (dazu mehr ab S. 35) und mehr Bewegung können

Sie in der Regel ein gutes Leben mit einem Diabetes führen.

Auf dem Prüfstand: BMI und Taille

Dick heißt nicht gleich ungesund. Es gibt viele Menschen mit Übergewicht, die körperlich fit sind und sich pudelwohl fühlen. Denn ein gesundes Körpergewicht hat auch mit der Muskel- und Fettverteilung im Körper zu tun.

Also wann sprechen wir eigentlich von Übergewicht und wann sollten Sie Gewicht verlieren? Der Body-Mass-Index (BMI) ist eine der Kennzahlen, um den Anteil des Körperfetts am Gesamtgewicht bestimmen zu können. Er errechnet sich nach folgender Formel: Körpergewicht (in Kilogramm) geteilt durch Körpergröße (in Metern) zum Quadrat.

Ein BMI von 25 bis 30 wird medizinisch als Übergewicht definiert. Wie Studien zeigten, hat Übergewicht jedoch bei solchen Werten keinen entscheidenden Einfluss auf das Risiko von Erkrankungen und auf die Lebenserwartung. Ab einem BMI über 30 sprechen Experten von starkem Übergewicht oder einer Adipositas.

Auch wenn unbestritten ist, dass das Risiko für Folgeerkrankungen ansteigt, je höher der BMI ist: Der BMI ist nicht das Maß aller Dinge und reicht als alleiniger Indikator zur Ermittlung von ungesundem Körpergewicht nicht aus. Er lässt beispielsweise Alter, Geschlecht und individuelle Konstitution außen vor und berücksichtigt nicht, an welchen Stellen im Körper sich die Pfunde festsetzen.

So halten Sie Ihr Gewicht

Im Prinzip ist es einfach: Essen Sie genau so viel Kalorien, wie Sie verbrauchen. Wenn Ihnen Bewegung Spaß macht, dann versuchen Sie, sich in Ihrem Alltag mehr zu bewegen – so erhöhen Sie Ihren Energieverbrauch und senken nebenbei den Blutdruck. Diese Empfehlungen gelten natürlich auch für alle, die erfolgreich abgenommen haben und nicht wieder Gewicht zulegen wollen.

Leichter gesagt als getan, denn die Evolution hat den Menschen so programmiert, dass die allermeisten von uns mehr essen, als ihnen guttut. Unsere Vorfahren wussten oft nicht, ob sie am nächsten Tag etwas zwischen die Zähne bekommen würden. Der Körper sagt uns: Iss jetzt, warte nicht auf morgen.

Mit guten Absichten allein können wir den genetischen Code nicht austricksen. Wir brauchen eine kluge Strategie. Zum Beispiel einen Plan, mit dem wir das, was und wie wir essen, beobachten und nach Bedarf regulieren können. Dazu gehört auch, in regelmäßigen Abständen das Gewicht zu kontrollieren. Denn leider ist es ein Mythos, dass der Körper selber weiß, wie viel Nahrung er braucht.

Auch der oft gehörte Tipp, abends weniger oder gar nichts zu essen, bringt nichts, wenn Sie stattdessen immer wieder Zwi-

Checkliste

Achtsames Genießen

Wie können Sie Ihr Essen genießen und gleichzeitig nicht zu viel essen?

- ☐ **Mahlzeiten.** Wären auch drei Mahlzeiten am Tag für Sie okay?
- ☐ **Achtsam essen.** Langsames Essen und Kauen fördert die Verdauung und macht schneller satt.
- ☐ **Klein, aber fein.** Kleinere Portionen essen
- ☐ **Dickmacher.** Verzehr von Pommes, Cheeseburger und Süßigkeiten reduzieren.
- ☐ **Kalorien.** Wissen Sie ungefähr, wie viele Kalorien Sie täglich zu sich nehmen?
- ☐ **Neue Rezepte ausprobieren.** Mehr Gemüse auf den Speiseplan setzen.
- ☐ **Sich etwas gönnen.** Belohnen Sie sich hin und wieder (zum Beispiel mit einem Besuch eines guten Restaurants, Essen mit Freundinnen).

schenmahlzeiten einschieben. Entscheidend ist, wie viel Energie Sie über den Tag verteilt zu sich nehmen.

Um ein Ziel zu erreichen, kann es helfen, mit der SMART-Formel zu arbeiten. Damit lassen sich Ziele folgendermaßen planen:

- S = Spezifisch
- M = Messbar
- A = Attraktiv bzw. akzeptiert
- R = Realistisch
- T = Terminiert

→ Wie könnte Ihr Ziel etwa lauten?

Ich möchte mein derzeitiges Gewicht halten (S), nicht mehr als 70 kg wiegen (M), mache dafür zwei- bis dreimal die Woche Sport (A), jeweils eine halbe Stunde lang bzw. so lange, wie ich es schaffe (R), und das bis zum Ende des Jahres (T).

Es bringt nur Frust, sich unerreichbare Ziele zu setzen oder Ziele, die man eigentlich ablehnt. Mit dem Vorsatz „Ab heute esse ich keine Süßigkeiten mehr“ werden fast alle Menschen kläglich scheitern. Dagegen ist der Wunsch „Im Büro esse ich keine Süßigkeiten mehr“ für viele akzeptabel und umsetzbar. Wichtig ist auch, ein Ziel mit einem festen Termin zu versehen. Wenn ich fünf Kilo abnehmen will, aber keinen Zeitplan angebe, kann ich mir auch fünf Jahre Zeit lassen. Mein Ziel werde ich dann wahrscheinlich nicht erreichen.

Energieverbrauch bei Ruhe (Grundumsatz)

Alter	Körpergewicht in Kilogramm		Ruheenergieverbrauch in Kilokalorien	
	m	w	m	w
15 bis unter 19	69,2	59,2	1850	1430
19 bis unter 25	70,8	60,5	1730	1370
25 bis unter 51	70,7	60	1670	1310
51 bis unter 65	68,7	58,2	1580	1220
65 und älter	66,8	57,1	1530	1180

Quelle: Landeszentrum für Ernährung, Baden-Württemberg

Kalorien sind nicht alles

Kalorien zählen macht nicht besonders viel Spaß. Für unser Ziel, Gewicht zu halten, sollten wir sie aber nicht aus dem Blick verlieren. Natürlich benötigt ein hart arbeitender Gerüstbauer mehr Kalorien als ein Büroangestellter, der viel weniger körperlich aktiv ist. Für beide gilt jedoch die Regel: Ihre Energiebilanz muss ausgeglichen sein, um nicht zuzunehmen.

Energie wird in Kilojoule (kJ) oder Kilokalorien (kcal) gemessen, wobei 1000 Kalorien 1 kcal sind. Wie viel Energie, also Kalorien, wir brauchen, kommt auf den Ruhebedarf und den Bedarf für körperliche Aktivität an. Um den Ruheenergiebedarf zu ermitteln, haben Ernährungswissenschaftler verschiedene Formeln entwickelt. Die komplizierteste berücksichtigt sowohl Alter, Geschlecht als auch das Gewicht. Mit der einfachen Formel „Grundumsatz = Körpergewicht (kg) x 24 Stunden“ lässt sich ungefähr ausrechnen, wie viel Kalorien der Körper im Ruhezustand braucht.

Mit dem Ruhebedarf multipliziert wird dann das Ausmaß der Aktivität, das mit dem sogenannten PAL-Wert (PAL = physical activity level) gemessen wird. Der PAL-Wert reicht auf einer Skala von 1,2 (bettlägerige, gebrechliche Menschen) bis zu 2,4 für körperlich arbeitende und Leistungssport treibende Menschen.

→ Der PAL-Wert

Selbstverständlich ist der PAL-Wert individuell unterschiedlich. Für viele Menschen, die meist im Sitzen arbeiten und sich auch nicht in ihrer Freizeit austoben, wird der Wert ungefähr zwischen 1,35 und 1,6 liegen. In Kilokalorien ausgedrückt: Frauen im Alter von 25 bis 51 mit einem PAL von 1,4 werden etwa 1 800 Kilokalorien pro Tag empfohlen. Für Männer im Alter von 51 bis 65 Jahren sind es bei einem PAL von 1,6 täglich durchschnittlich 2 500 Kilokalorien.

Mindestens genauso wichtig wie Kalorien ist die Energiedichte eines Nahrungsmittels. Sie gibt an, wie viel Kalorien ein Gramm eines Lebensmittels enthält. Denn das Gefühl, satt zu sein, hängt nicht so sehr davon ab, wie viele Kalorien wir essen, sondern mehr von dem Volumen eines Nahrungsmittels.

Es ist durchaus ein kompliziertes Thema, aber vielleicht auch spannend. Als Faustregel kann man sich merken, dass Lebensmittel mit viel Wasser meist eine geringe Energiedichte und wenig Kalorien enthalten. Dazu zählen zum Beispiel Salate, Gemüse und Hülsenfrüchte. Wenn man größere Mengen dieser Lebensmittel isst, dehnt sich die Magenwand aus und der Körper meldet „Jetzt bin ich satt" zurück.

Ein Apfel mit 100 Gramm hat 50 Kilokalorien und kommt damit auf die geringe Energiedichte von 0,5 (50:100). Ein Croissant mit 100 Gramm zählt dagegen 500 Kilokalorien und erreicht eine hohe Energiedichte von 5 (500:100).

Lebensmittel mit hoher Energiedichte sind selbstverständlich nicht verboten. Statt einer ganzen Pizza nehmen Sie einfach nur ein halbes Stück und essen dazu einen Salat. So werden Sie satt und halten trotzdem Ihr Gewicht:

- **Niedrige Energiedichte (< 1,5 kcal/g).** Obst, Gemüse, Salat, Kartoffeln, mageres Fleisch wie Hühnerbrust oder Rinderfilet, fettarme Milch und Milchprodukte wie Joghurt, Quark, oder Buttermilch. Aufgepasst: Mit steigendem Fettgehalt steigt auch die Energiedichte.
- **Mittlere Energiedichte (1,5–2,5 kcal/g).** Getreideprodukte wie Brot, Brötchen, Müsli, Nudeln und Reis sowie Linsen und Fleisch.
- **Hohe Energiedichte (> 2,5 kcal/g).** Wurst, Käse, Butter, Schlagsahne, Öl, Nüsse, Kuchen, Croissants, Kekse, Schokolade und andere Süßigkeiten, Knabbereien, Chips, Pommes frites. Generell fallen Fast Food und stark verarbeitete Lebensmittel in diese Kategorie.

Sie sollten wissen, welche Lebensmittel Ihren Blutzucker erhöhen. Mehr dazu lesen Sie im Kapitel „Die richtige Ernährung", S. 35 und im Abschnitt „Die Komplizierten", S. 48.

Leichter abnehmen, wenn es nötig ist

Sie haben sich zu einer Gewichtsreduktion entschlossen? Abzunehmen ist eine Herausforderung. Aber Sie schaffen das!

Manche Menschen essen nach Lust und Laune und nehmen nicht oder kaum zu. Andere legen schon in jungen Jahren schneller an Gewicht zu, als ihnen lieb ist. Doch niemand ist „schuld" an seinem Gewicht. Vermutlich besitzt jeder Mensch eine Art innere Waage, die sein Gewicht im Idealfall um seinen individuellen Normalwert hält. Deshalb ist es kein Problem, eine Zeit lang viele Kalorien zu essen. Unser Körper kann damit umgehen.

Wer allerdings über Monate und Jahre immer mehr isst, als er verbraucht, wird unweigerlich zunehmen. Dann kommt vielleicht der Tag, an dem Sie beschließen, etwas gegen den Hüft- und Bauchspeck zu unternehmen. Experten empfehlen, ab einem BMI von 35 abzunehmen (siehe S. 25). Ab diesem Wert erhöht sich im Vergleich zu Normalgewichtigen das Risiko, vorzeitig zu sterben, wie eine aktuelle Übersichtsstudie gezeigt hat. Das gilt auch für Menschen mit Diabetes. Auch wenn Ihr BMI zwischen 30 und 35 liegt, fühlen Sie sich unter Umständen mit einigen Kilos weniger wohler. Ob und wie viel Sie abnehmen wollen, entscheiden aber Sie alleine.

Eine dauerhafte Gewichtsreduktion erreichen Sie am einfachsten, wenn Sie drei Punkte miteinander kombinieren und konsequent verfolgen:

1. Das Tempo des Abnehmens individuell bestimmen und sich Zeit lassen.
2. Die Energieaufnahme verringern (mehr im Abschnitt „So halten Sie Ihr Gewicht", S. 26).
3. Möglichst viel Bewegung in den Alltag einbauen.

Mehr Schwung im Alltag

Sind Sie ein Sportmuffel? Kein Problem, Sie können es bleiben. Denn jede Art von moderater Bewegung nutzt Ihrer Gesundheit. Eine Reihe von Studien hat gezeigt, dass schon etwas mehr Bewegung im Alltag den Blutzucker senken und beim Abnehmen helfen kann. Denn sobald Sie aktiv werden, müssen Ihre Muskeln arbeiten. Dafür brauchen sie Energie, die sie sich zunächst aus dem Glykogen holen, dem gespeicherten Zucker in der Leber. Wenn dieser Vorrat aber erschöpft ist, nutzen die Muskelzellen die Glukose aus dem Blut. Dadurch sinkt der Blutzuckerspiegel.

Versuchen Sie daher, Zeitinseln für körperliche Aktivitäten in Ihren Tagesablauf zu integrieren. Beginnen Sie mit kleinen Schritten. Zu Anfang reicht schon ein zügiger Spaziergang von 15 Minuten. Nehmen Sie die Treppe anstelle des Aufzugs, gehen Sie zu Fuß einkaufen, statt mit dem Auto zu fahren oder steigen Sie einfach eine Station früher aus dem Bus. Stehen Sie im Büro hin und wieder vom Schreibtisch auf und machen Sie eine Minute lang Dehn- und Kräftigungsübungen. Gehen Sie mehrmals in der Woche spazieren. So können sich Muskulatur und Stoffwechsel langsam wieder an das Bewegungsplus gewöhnen.

Sind Sie motiviert, Sport zu treiben, sollten Sie einen moderaten Ausdauersport wählen. Die Weltgesundheitsorganisation (WHO) rät Erwachsenen, zwischen 150 und 300 Minuten Ausdauersport in der Woche zu machen. Diese Zeitangaben sind nur als Richtwert zu verstehen. Tatsächlich sind die Zahlen der WHO nicht evidenzbasiert, das heißt, die Wirksamkeit ist nicht nachgewiesen. Ausdauersport ist ein aerobes Training – der Körper verbrennt mithilfe von Sauerstoff Nährstoffe, um Energie zu gewinnen. Das geschieht, wenn Sie langsam radeln, schwimmen, walken oder laufen.

Während der Übungen sollten Sie sich noch unterhalten können, denn dann bewegen Sie sich noch im aeroben Bereich. Wenn die Beine schwer werden und Sie zu sehr aus der Puste geraten, bildet der Körper Abbauprodukte wie zum Beispiel Milchsäure (Laktat), weil er über die Atmung keinen Sauerstoff mehr erhält. Der Körper wechselt in den anaeroben Bereich, der für Menschen mit Diabetes gesundheitlich riskant sein kann. Vor allem deswegen, weil der Körper die Stresshormone Adrenalin und Noradrenalin ausschüttet, die den Blutzucker ansteigen lassen.

→ Eine Hitliste

Bewegung kann vielfältig sein und kann Spaß machen. Sie haben die Wahl zwischen Walking und Nordic Walking, Radfahren, Schwimmen oder Aquajogging, leichtem Jogging, Langlauf, Wandern oder Tanzen. Gut eignet sich auch eine Kombination zwischen einem Ausdauersport und einem Krafttraining. Yoga, Pilates und Tai-Chi fördern Beweglichkeit und Koordination. Probieren Sie es einfach aus, aber zwingen Sie sich zu nichts.

Seien Sie ehrlich zu sich selbst und testen Sie, ob Ihnen Sport wirklich Freude macht. Wenn nicht, bedeutet auch das tollste Sportprogramm auf Dauer nur Stress. Und das demotiviert, bringt nichts und erhöht womöglich nur Ihren Blutdruck. Mehr Spazierengehen wäre dann auf jeden Fall die bessere Alternative. Welche Ausdauersportart Sie wählen, ist egal. Zu empfehlen sind vor allem Trainings, bei denen Sie die Intensität und Dauer selbst regulieren können.

Dagegen sind Mannschaftssportarten wie Handball, bei denen solch eine bewusste Steuerung in der Regel nicht möglich ist, für die meisten Menschen mit Diabetes weniger geeignet.

So klappt es mit dem Training

Wenn Sie sich längere Zeit sportlich nicht betätigt haben, sollten Sie zunächst Ihren Hausarzt, eventuell auch einen Sportmediziner aufsuchen. Bei einem Ruhe- oder Belastungs-EKG (Elektrokardiogramm) wird geprüft, ob und wie stark Ihr Herz belastet werden darf. Außerdem können Sie besprechen, welche Sportart sich am besten für Sie eignet und ob die Diabetes-Therapie eventuell angepasst werden muss.

Setzen Sie sich ein realistisches Ziel (siehe S. 30) und fangen Sie mit kleinen Schritten an. Vielen Menschen hilft ein Bewegungsplan, in den sie Sonntagsspaziergang, Yogagruppe oder Walking im Park als feste Termine eintragen.

In manchen Fällen können sportliche Aktivitäten auch gefährlich sein. Sie sollten sie nur nach ärztlicher Absprache ausüben. Das ist zum Beispiel der Fall bei

- Herz-Kreislauf-Erkrankungen,
- Nervenerkrankungen wie Polyneuropathie,
- diabetischen Augenerkrankungen,
- Gelenkbeschwerden.

In Ihrer Diabetes-Schulung und bei Ihrem Diabetologen lernen Sie, wie Sie auf eventuelle Unterzuckerungen (Hypoglykämien) reagieren. Durch Sport wird die Insulinempfindlichkeit erhöht und der Blutzuckerspiegel sinkt. Zu einer Unterzuckerung kann es auch kommen, wenn Sie zum Beispiel viel im Garten oder im Haushalt werkeln.

Insulin beziehungsweise orale Antidiabetika wie Sulfonylharnstoffe und Glinide müssen vor dem Sport reduziert werden. Nehmen Sie außerdem noch zusätzlich Kohlenhydrate zu sich. Während und nach dem Sport kann es passieren, dass Sie in eine Unterzuckerung rutschen. Haben Sie daher vorsichtshalber immer Traubenzucker, Müsliriegel etc. dabei.

Fettkiller: Bei aerobem Training baut der Körper hauptsächlich Fett ab und nutzt für die Energiegewinnung nur zu einem kleinen Teil Kohlenhydrate. Auch nach dem Ende des Trainings wird weiter Fett verbrannt. Der Prozess endet abrupt, wenn Sie gleich nach dem Sport Kohlenhydrate essen. Daher sollten Sie noch ein oder zwei Stunden mit dem Essen warten.

Mehr Spaß in der Gruppe

Vielleicht macht Ihnen Sport mehr Spaß, wenn Sie in einer Gruppe und mit Anleitung üben. Die gesetzlichen Krankenkassen bieten eigene Präventionskurse kostenlos an beziehungsweise geben einen Zuschuss für Kurse von fremden Anbietern. Informationen erhalten Sie telefonisch oder auf den Internetseiten Ihrer Kasse. Eine andere Möglichkeit sind spezielle Diabetes- oder Rehasport-Programme, die ebenfalls von den Krankenkassen bezahlt werden. Hier können Sie an 50 Übungseinheiten teilnehmen, die in einem bestimmten Zeitraum zu absolvieren sind. Die Kurse kann Ihr Arzt verordnen.

▶ **Diabetes-Sportgruppen finden Sie zum Beispiel auf der Website der Deutschen Diabetes Gesellschaft unter dem Adressverzeichnis der Behindertensportverbände der Bundesländer: www.diabetes-bewegung.de**

Geduld zahlt sich aus

Der entscheidende Knackpunkt beim Abnehmen: Sie müssen weniger Energie zu sich nehmen, als Sie verbrauchen. Die Energie, die ein Körper braucht, um gut zu arbeiten – der sogenannte Ruheumsatz –, macht nämlich durchschnittlich etwa 70 Prozent des täglichen Bedarfs aus. Das bedeutet, dass die Menge der aufgenommenen Kalorien wichtiger ist als das Ausmaß körperlicher Aktivitäten, die ebenfalls Energie verbrauchen. Wobei es natürlich am besten ist, beide Maßnahmen – weniger Kalorien, mehr Bewegung – zu verbinden.

Ernährungsexperten empfehlen, täglich etwa 500 Kalorien weniger zu sich zu nehmen, als Sie eigentlich brauchen. Damit nehmen Sie ungefähr 0,5 bis 1 Kilogramm in der Woche ab, also monatlich ein bis zwei Kilogramm. Die genannten Werte sind aber nur als ungefähre Richtgrößen zu verstehen. Wie viel und in welchem Tempo Sie abnehmen, hängt noch von anderen körperlichen Werten ab: Größe, Alter, wie viel Sie sich bewegen, wie der Körper Energie aufnimmt etc. Und ganz wichtig: Lassen Sie sich Zeit beim Abnehmen. Sechs Monate bis zu einem Jahr sollten Sie einplanen. Es ist ein Erfolg, wenn bei einem BMI bis 35 das Ausgangsgewicht um fünf Prozent und bei einem BMI über 35 um zehn Prozent zurückgeht.

Es gibt spezielle Programme zur Gewichtsreduktion, die meist mit Elementen aus der Ernährungs-, Bewegungs- und Verhaltenstherapie arbeiten. Erkundigen Sie sich bei Ihrer Krankenkasse oder in Ihrer Hausarztpraxis nach sinnvollen Möglichkeiten, die gut zu Ihrem Alltag passen.

Manche Menschen schaffen trotz großer Bemühungen nicht, ihr Gewicht zu reduzieren. Für sie kommt eventuell eine Magenverkleinerung infrage. Eine solche OP ist eine Option, wenn der BMI nach einem halben oder einem ganzen Jahr Therapie noch immer über 40 liegt. Bedenken Sie aber, dass es sich um einen erheblichen Eingriff

Sie wollen eine Diät machen? Schauen wir, was die Ernährungswissenschaft zu Diäten sagt: Um Crash-Diäten – acht Kilo in zwei Monaten – sollten Sie einen großen Bogen machen. Andere Diäten arbeiten mit der Methode, einzelne Nahrungsmittel auszuschließen und andere zu bevorzugen. Bislang gibt es keine Ernährungsform, die erwiesenermaßen die besten Erfolge erzielt. Das gilt auch für das Intervallfasten oder Low-Carb- und Low-Fat-Diäten. Sie können zwar alle beim Abnehmen helfen, doch Studien zeigen, dass keine Diät einer anderen überlegen ist. Entscheidender für den dauerhaften Erfolg ist, sich mit der neuen Ernährung wohlzufühlen.

mit umfassenden Folgen handelt. Lassen Sie sich daher umfassend über alle Vor- und Nachteile beraten, falls Sie eine solche Operation in Erwägung ziehen.

Mit Medikamenten abnehmen?

Einige Menschen wollen mithilfe von Medikamenten abnehmen. Mit frei verkäuflichen Mitteln werden Sie aber wahrscheinlich keine Erfolge erzielen. Dies gilt mehr oder weniger auch für verschreibungspflichtige Medikamente. Bestellen Sie auf keinen Fall Mittel online im Internet, die als „Abnehmpillen", „Sättigungskapseln" oder „Fettblocker" beworben werden. Sie gelten nicht als Arzneimittel, sondern als Medizinprodukte oder Nahrungsergänzungsmittel und unterliegen anderen rechtlichen Voraussetzungen. Bei ihnen ist die Gefahr groß, an ein zweifelhaftes Produkt zu geraten.

Kontrollen ergaben schon häufiger gesundheitsgefährdende Bestandteile oder verbotene Wirkstoffe, beispielsweise den verschreibungspflichtigen Appetithemmer Sibutramin (früher Reductil). Sibutramin wurde wegen Herzschädlichkeit bereits weltweit vom Markt genommen.

Mehr Bewegung ist also der eine Hebel, mit dem Sie Ihren Diabetes in den Griff bekommen können. Der andere, wichtigere Hebel ist die Ernährung. Wenn Sie Kalorien einsparen, verlieren Sie zum einen Gewicht, zum anderen verbessern sich auch die Blutzuckerwerte. Was Sie dafür tun können, lesen Sie im nächsten Kapitel.

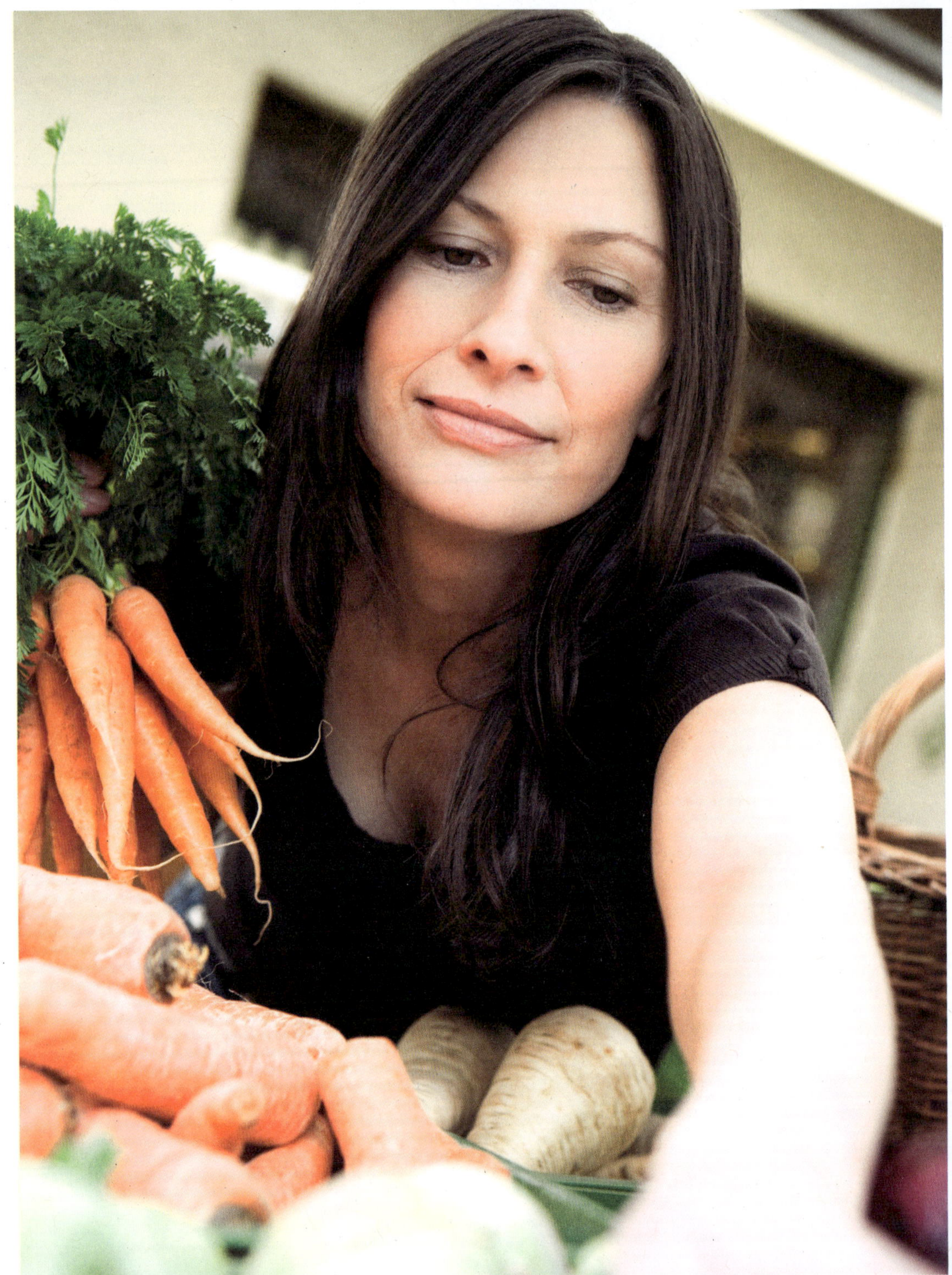

Die richtige Ernährung

Spezielle Diäten bei Diabetes sind von vorgestern. Heute dürfen Sie alles essen. Gut für Sie ist – genau wie für jeden Menschen – eine abwechslungsreiche Ernährung. Die Hauptsache ist, dass es schmeckt.

→ **Eine Ernährung** mit weniger Kohlenhydraten und mehr Bewegung im Alltag sind die Basis jeder Diabetes-Therapie. Es kann helfen, die Blutzuckerwerte zu verbessern. Im Idealfall braucht es dann gar keine blutzuckersenkenden Medikamente mehr. Diese Chance besteht besonders zu Beginn eines Diabetes Typ 2. Sie haben Ihre Therapie selbst in der Hand und müssen Ihren Speiseplan meist nicht groß umstellen.

Generell lässt sich sagen: Wenn Sie weniger Kohlenhydrate essen, die den Blutzucker erhöhen, und stattdessen mehr Gemüse sowie fett- und eiweißreiche Lebensmittel zu sich nehmen, werden Sie prima satt und tun Ihrer Gesundheit etwas Gutes. So erreichen Sie den Zielwert Ihres Blutzuckers, den Sie zusammen mit Ihrem Diabetesteam bestimmt haben.

Bei Kohlenhydraten müssen Sie sich nicht an strenge Mengenangaben halten. Sie entscheiden selbst über das „Wieviel". Wenn Sie nach dem Essen Ihren Harn- oder Blutzucker messen, sehen Sie, ob es zu viele Kohlenhydrate waren – und können dann bei der nächsten Mahlzeit die Menge reduzieren. Ohnehin gilt: Beobachten Sie bei allen Ernährungsumstellungen Ihre Werte.

Mit der Ernährung die Werte senken?

Im Prinzip dürfen Sie essen, was Sie wollen. Sie sollten aber wissen, welche Nahrungsmittel sich günstig auf Ihren Blutzuckerspiegel auswirken.

Es gibt nur einen Nährstoff, der den Blutzuckerspiegel direkt beeinflussen kann: Das sind die Kohlenhydrate, die in in vielen Lebensmitteln unserer täglichen Ernährung vorkommen. Einige Kohlenhydrate lassen die Blutzuckerwerte langsamer, andere schneller ansteigen. Durch die richtige Auswahl von Kohlenhydraten können Sie den Körper gleichmäßig mit Zucker versorgen – denn Kohlenhydrate bestehen aus Zuckermolekülen.

Dass Kohlenhydrate die Blutzuckerwerte erhöhen, ist gut. Wir brauchen sie neben den anderen Nährstoffen Fett und Eiweiß, damit unser Körper die nötige Energie zum Leben erhält.

Mal schnell, mal langsam

Menschen mit Diabetes sind genauso auf Kohlenhydrate angewiesen wie alle Menschen. Bei ihnen ist aber der Stoffwechsel aus dem Takt geraten: Die Bauchspeicheldrüse produziert nicht mehr genug Insulin oder die Körperzellen können das Insulin nicht mehr richtig verarbeiten. Mit der Folge, dass das Insulin Mühe hat, den Zucker im Blut in die Zellen zu befördern (siehe S. 12). Weniger Kohlenhydrate zu essen, wäre also eine Lösung, um die Zuckerwerte günstig zu beeinflussen.

Eine andere Lösung verbirgt sich in der Zusammensetzung der Kohlenhydrate. Sie besitzen nämlich eine unterschiedliche Anzahl von Zuckerbausteinen.

- **Ein Zuckerbaustein.** Es gibt sie mit einem einzigen Zuckerbaustein wie zum Beispiel bei Traubenzucker (Glukose), der im Obst enthalten ist. Wenn wir Traubenzucker essen, etwa ein Stück Schokolade oder eine Banane, steigt der Blutzuckerspiegel schnell an.
- **Mehrere Zuckerbausteine.** Andere Lebensmittel wie Mehl, Brot, Reis, Nudeln und Kartoffeln bestehen aus mehreren bis sehr vielen Zuckerbausteinen, der sogenannten Stärke. Auch sie wirken blutzuckererhöhend. Allerdings klettern bei diesen Kohlenhydraten die Blutzuckerwerte nur langsam in die Höhe. Essen Sie stärkehaltige Nahrung wie Nudeln und Kartoffeln also ruhig weiter. Nur weniger, als bisher gewohnt.

Erinnern Sie sich auch noch an das Zuckerverbot für Menschen mit einem Diabetes? Dieses herrschte in Deutschland fast zum Ende des 20. Jahrhunderts. Dabei hatte der Mediziner Karl Stolte bereits 1930 eine „freie Diät" für Menschen mit Diabetes gefordert. Leider blieb er lange Zeit ein einsamer Rufer in der Wüste. Heute wissen wir es besser und das Zuckerverbot ist von gestern.

Low Carb nicht das Nonplusultra

Viele Menschen mit Diabetes schwören auf eine Low-Carb-Ernährung, also Essen mit „wenigen Kohlenhydraten", um den Blutzuckerspiegel langfristig zu senken. Warum? Bei Low Carb wird der Kohlenhydratanteil so gering wie möglich gehalten. Immer wieder liest und hört man die Empfehlung, etwa 45 bis 60 Prozent seiner Ernährung mit Kohlenhydraten abzudecken. Allerdings sind diese Angaben nie richtig bewiesen worden.

Eine 2021 veröffentlichte große Metaanalyse zeigte, dass über die Hälfte der Studienteilnehmer mit Diabetes Typ 2 nach sechs Monaten mit einer Low-Carb-Diät einen guten HBA1c-Wert erzielte. Positive Effekte hatte Low Carb auch auf Insulinresistenz, Gewichtsverlust und Fettwerte. Die Sache hatte allerdings einen Haken: Bei Studien mit einer Dauer von mehr als sechs Monaten lösten sich die Vorteile der kohlenhydratarmen Ernährung in Luft auf. Vielleicht hatten die Teilnehmer nach der langen Zeit die Lust auf die Diät verloren und haben wieder mehr Kohlenhydrate gegessen.

Überlegen Sie sich also, ob Low Carb zu Ihnen passt und ob Sie tatsächlich dauerhaft weniger Nudeln und Brot essen wollen. Low Carb ist nicht automatisch gesund, wenn Sie dann zum Beispiel statt der Kohlenhydrate viel Fett und Fleisch zu sich nehmen.

Wenig Fett essen

Einen anderen Ansatz verfolgt Low Fat („wenig Fett"). Hier isst man wenige oder gar keine fetten Lebensmittel wie Fleisch, Fisch, Wurst und Butter. Da Fett mit 9 kcal/g die meisten Kalorien enthält, können Sie auch mit dieser Methode Gewicht verlieren – aber nur, wenn Sie das Programm konsequent durchhalten.

→ Was ist Ihnen wichtig?

Fragen Sie sich, was Ihnen wichtig ist. Mögen Sie lieber Kohlenhydrate oder essen Sie doch gerne hin und wieder Salami und Gorgonzola? Überlegen Sie, was Sie am ehesten reduzieren oder weglassen können.

Es gibt sehr viele „Diäten", aber langfristig schlank machen die wenigsten, wie zahlreiche Studien belegen. Vermutlich haben Sie selbst auch schon mal ähnliche Erfahrungen gemacht. Bei uns müssen Sie keine „Diäten" machen. Der bessere Weg ist, seine Ernährungsgewohnheiten so anzupassen, dass Sie diese ein ganzes Leben lang beibehalten können. Und dabei Freude haben.

Vielleicht von allem etwas? Nur wenn Ihnen die gewählte Ernährungsform schmeckt, werden Sie Ihr Ziel erreichen: ein gesundes Gewicht, das Sie auf Dauer halten können.

Intervallfasten

Im Trend ist auch das Intervallfasten. Dabei verzichten die Fastenden stunden- oder tageweise auf feste Nahrung. Vor allem zwei Arten sind beliebt: die 16:8- und die 5:2-Methode.

- Bei 16:8 essen Sie 16 Stunden lang nichts und trinken nur Wasser oder ungesüßten Tee. In den nächsten acht Stunden dürfen Sie normal essen.
- Bei 5:2 essen Sie an fünf Tagen in der Woche ganz normal. An zwei Tagen fasten Sie und essen nichts oder fast nichts.

Diese Fastenkuren folgen allerdings bestimmten Regeln. Bei der 16:8-Methode können Sie zum Beispiel in den acht Essstunden nicht einfach wahllos alles zu sich nehmen – gerade als Mensch mit Diabetes. Wenn Sie in dieser Zeit sehr viele Kalorien aufnehmen, werden Sie nicht abnehmen. Dann nützt es auch nichts, 16 Stunden lang nur Wasser und ungesüßten Tee getrunken zu haben. Das gilt genauso bei der 5:2-Methode. Zwei Tage zu hungern und fünf Tage gut zu essen lässt die Pfunde an Hüfte und Bauch nicht schmelzen.

Essen wie am Mittelmeer

Die sogenannte Mittelmeerdiät zählt zu den beliebtesten Ernährungsformen. Sie orientiert sich an den Essgewohnheiten des Mittelmeerraumes, in der viel Fisch und Gemüse gegessen wird. Sie scheint im Vergleich zu anderen Ernährungsstilen den besten Einfluss auf den Zuckerspiegel zu haben, wie eine 2018 veröffentlichte große Metastudie des Deutschen Instituts für Ernährungsforschung zeigen sollte.

Vorsicht, bevor Sie sich jetzt voller Freude viele Pasta- und Risottogerichte oder leckere Antipasti mit frisch gebackenem Ciabatta auf den Speiseplan setzen. Auch das sind Kohlenhydrate. Beachten Sie, dass hier eine andere Idee dahinter steckt. Denn vor allem geht es hier nicht um das, was gegessen wird sondern um das wie. Und dabei liegt der Fokus vor allem auf der Tradition, dass die Esskultur im Mittelmeerraum vor allem drei Hauptmahlzeiten und eben keine Zwischensnacks mit vielen Kohlenhydraten (Süßigkeiten, etc.) ausmacht. Und das macht sie empfehlenswert.

Gut für den Blutzucker

Es gibt zwei Hauptnährstoffe, die den Blutzucker nicht ansteigen lassen: Fette und Eiweiß (Protein). Mehr Informationen zu diesen Makronährstoffen lesen Sie im Kapitel „Fett ist nicht gleich Fett", S. 61 und in „Satt mit Proteinen", S. 64. Doch der blutzuckerunbedenkliche Favorit ist klar das Gemüse. Auf ihn sollten Sie als Mensch mit Diabetes besonders setzen, denn Gemüse erhöht, von wenigen Ausnahmen wie dem Mais, den Blutzucker so gut wie nicht. Von Artischocke bis Zucchini können Sie bei allen Gemüsesorten nach Herzenslust zugreifen. Auch Hülsenfrüchte erhöhen den Blutzucker sehr langsam, zusätzlich machen sie ordentlich satt.

Der Blutzuckeranstieg lässt sich berechnen

Ernährungswissenschaftler haben einen Maßstab entdeckt, um die Wirkung von Kohlenhydraten auf den Blutzuckerspiegel anzuzeigen: den glykämischen Index (GI). Ein niedriger GI heißt, dass der Blutzucker langsam ansteigt. Bei einem hohen GI geht der Zucker dagegen schnell ins Blut über. Der GI-Wert wird in Prozent angegeben, nachdem man 50 g Kohlenhydrate eines Lebensmittels gegessen hat.

→ Der glykämische Index

Was ist hoch, was niedrig? Ein GI-Wert über 70 Prozent ist ein hoher Wert. Ein mittlerer GI liegt zwischen 55 und 70 Prozent. Bei einem Wert unter 55 Prozent spricht man von einem niedrigen GI.

Einen hohen glykämischen Wert hat Traubenzucker mit 100 Prozent – Traubenzucker (Glukose) dient somit als Referenzwert. Etwas darunter liegen weißer Reis, gekochte Kartoffeln und Weißbrot. Einen mittleren GI haben zum Beispiel Pellkartoffeln, Roggenvollkornbrot und Ananas. Eher niedrige Werte weisen unter anderem bei Obst Äpfel und Birnen auf.

Wichtig ist jedoch auch, wie viel Sie von einem Nahrungsmittel essen. Eine Wassermelone hat zum Beispiel einen ziemlich hohen GI-Wert von 72. Nun bezieht sich der GI ja auf 50 g Kohlenhydrate eines Lebensmittels. Um diesen Wert bei einer Wassermelone zu erreichen, müssten wir mehr als 800 g verputzen (100 g Wassermelone enthalten ca. 8 g Kohlenhydrate). An einem heißen Sommertag, kann das mal schnell so sein.

Daher gibt es zusätzlich das Konzept der glykämischen Last (GL), mit dem sich der tatsächliche Effekt auf den Blutzucker rea-

Blutzuckeranstieg

Blutzuckerhöhend	Nicht blutzuckerhöhend
Trauben- und Haushaltszucker zum Süßen	Öl
Obst und Obstsäfte	Eier
Flüssige Milchprodukte (z. B. Milch, Naturjoghurt, Buttermilch)	Nüsse
Brot, Brötchen, Zwieback, Knäckebrot, Toast	Gemüse (Ausnahme: Mais)
Getränke mit Kohlenhydratgehalt (z. B. Softdrinks, Saftschorlen, Wasser mit Geschmack)	Butter, Margarine
Reis, Nudeln, Kartoffeln	Fleisch, Fisch
Süßigkeiten (Schokolade, Gummibärchen, Pralinen)	Käse, Quark
Süßer Aufstrich (z. B. Schokocreme, Honig, Marmelade, Pflaumenmus)	Getränke ohne Kohlenhydratgehalt (Mineralwasser, Kaffee, Tee)

Quelle: Diabetes Typ 2. Das Ich-darf-alles-Konzept, Stiftung Warentest, 2022

listisch abschätzen lässt. Es berücksichtigt auch, wie viel Sie von einem Lebensmittel zu sich nehmen.

→ Die glykämische Last

Eine GL bis 10 gilt als niedrig und damit günstig für den Blutzuckerspiegel. Zu den mittleren Werten zählt eine GL zwischen 10 und 20. Eine GL ab 20 gilt als hoch.

So lässt sich die glykämische Last berechnen:

- Eine Scheibe Weißbrot (GI 73 Prozent) enthält 14 g Kohlenhydrate:
  GL = 0,73 x 14 = 10,2
- 100 g rohe Möhren (GI 30 Prozent) enthalten 9 g Kohlenhydrate:
  GL = 0,30 x 9 = 2,7
- 100 g gekochte Möhren (GI 85 Prozent) enthalten 9 g Kohlenhydrate:
  GL = 0,85 x 9 = 7,65

Sind GI und GL nun ein brauchbares Handwerkszeug, um eine blutzuckerschonende Ernährung zu erreichen? Es ist gut, um diese Werte zu wissen, doch das Rechnen mit GI und GL ist im Alltag schwer umzusetzen. Hinzu kommt, dass der GI von Lebensmitteln sich je nach Art der Zubereitung und der Zusammensetzung einer Mahlzeit ändern kann. Das macht es schwierig, allein vom GI auf den Blutzuckeranstieg zu schließen. Nehmen Sie also den GI und die GL nicht zu wichtig, aber nutzen Sie das Wissen um diese Werte, um mehr auf Lebensmittel zu achten, die einen geringeren Effekt auf Ihren Blutzucker haben.

Entscheidend: die individuelle Ernährung

Es gibt keine allein selig machende Ernährungsweise – egal, ob Sie auf Low Fat setzen, auf Low Carb, Mittelmeerkost, vegetarische Ernährung oder auf Intervallfasten. Das gilt für Menschen mit oder ohne Diabetes. Wir alle haben unterschiedliche Vorlieben, Geschmäcker, finanzielle Möglichkeiten und Esskulturen. Wenn es mit der Ernährungstherapie auf Dauer klappen soll, brauchen Sie daher einen Essensplan, der auf Sie zugeschnitten ist, den Sie im Alltag nutzen können und bei dem Ihnen das Essen schmeckt.

Lassen Sie sich auch nicht durch Empfehlungen aus dem Internet oder Ratgeberbücher verwirren, in denen bestimmte Ernährungsformen beworben werden. Sie versprechen zwar, dass damit der Diabetes positiv beeinflusst werden. Untersucht man die Tipps aber genauer, lassen sich in den meisten Fällen keine Belege finden. Im Gegenteil, oftmals widersprechen sie die Empfehlungen auch noch, sodass man an Ende nicht mehr weiß, was stimmt.

Die Erfahrung vieler Patientinnen und Patienten, Beraterinnen und Berater hat immer wieder gezeigt, dass einheitliche Vorgaben wenig bringen. Auch wenn Sie sich in den ersten Wochen und Monaten an Ihren Ernährungsplan halten, kaufen Sie anschließend vielleicht doch wieder „die gute Butter", weil sie ihnen eben am besten schmeckt. Wissen ist wertvoll – doch damit wirklich eine langfristige Veränderung möglich wird, geht es um die spürbare Erfahrung, dass es Ihnen und Ihrem Blutzucker mit einer bestimmten Ernährungsweise besser geht. Das zu verinnerlichen, motiviert und fühlt sich gut an. Aber es dauert eine Weile.

▶ **Besprechen Sie daher mit Ihrem Diabetesteam, wie Sie am besten vorgehen können. Viel Wissen rund um die Ernährung erhalten Sie auch während einer Diabetes-Schulung. Bei einer solchen Schulung können Sie auch alle anderen Fragen rund um Ihren Diabetes stellen. Sie können auch Einzelberatungen nutzen.**

Vollwertig und vielfältig – die Grundlagen

Ausgewogen und lecker zu essen ist Ihre Grundlage. Dabei dürfen Sie sich aber auch hin und wieder etwas Süßes gönnen.

Unser Körper braucht Energie, sogar wenn wir schlafen. Drei Nährstoffe – Kohlenhydrate, Fett und Eiweiß – liefern diese Energie. Damit der Stoffwechsel reibungslos arbeiten kann, benötigen wir zudem Vitamine und Mineralstoffe.

Alles, was wir brauchen

Was heißt nun eigentlich vollwertig und vielfältig? Eine vollwertige Ernährung liefert ausreichend, aber nicht zu viel Energie, also Kalorien und alle lebensnotwendigen Nährstoffe. Dafür gibt es einen einfachen Rat:

- Essen Sie möglichst unverarbeitete Lebensmittel aus Getreideprodukten, Obst, Gemüse, Fisch, Fleisch, Milchprodukten, Kartoffeln, Butter und Öl.
- Gemüse könnte ruhig öfters als bisher gewohnt auf Ihrem Teller landen.
- Gute Eiweißquellen sind alle Kohlsorten, grünes Gemüse und vor allem Hülsenfrüchte wie Bohnen und Erbsen. Viel Eiweiß befindet sich in Fleisch und Fisch, Eiern und Milchprodukten.

Diese Empfehlungen gelten übrigens auch für Menschen ohne Diabetes. Mit dieser gemischten Kost bekommt Ihr Körper alles, was er braucht. Am besten ist es, die Mahlzeiten frisch zuzubereiten. Auch tiefgefrorenes Gemüse ist gut, denn es enthält ebenso alle Vitamine und Nährstoffe.

Wie schon erwähnt, dürfen Sie alle Kohlenhydrate weiterhin genießen, selbstverständlich auch Nudeln, Reis und Kartoffeln. Es geht nur darum, die Menge der Kohlenhydrate im Blick zu behalten (siehe S. 48).

Fett liefert Energie und sorgt als Träger von Geschmacks- und Aromastoffen dafür, dass uns das Essen schmeckt. Die fettlöslichen Vitamine A, D, E und K kann der Körper nur mithilfe von Fett aufnehmen. Eiweiß (Protein) versorgt den menschlichen Körper mit Aminosäuren und Stickstoff. Einige Aminosäuren kann der Körper nicht selbst herstellen, sie müssen mit der Nahrung aufgenommen werden (siehe S. 64).

Um fit zu bleiben, sind aber auch Vitamine und Mineralstoffe wie Kalzium und Magnesium unentbehrlich. Genauso brauchen wir Spurenelemente wie Fluor und Eisen. Ohne Vitamine und Mikronährstoffe sind wir anfälliger für Infekte und fühlen uns schneller müde und abgeschlagen.

Was wollen Sie trinken?

Unser Körper besteht im Durchschnitt zu 50 Prozent aus Wasser, abhängig von Alter, Gewicht und Geschlecht. Weil der Organismus das Wasser nicht speichern kann, muss ständig Flüssigkeit nachgeliefert werden. Trinken wir zu wenig, verschlechtert sich die Fließeigenschaft des Blutes und somit der gesamte Stoffwechsel. Abbauprodukte können schlechter über die Nieren ausgeschieden werden. Muskeln und Gehirn erhalten zu wenig Sauerstoff.

Für Menschen mit Diabetes ist es nicht nur wichtig, genügend zu trinken, sondern auch zu wissen, wie viele Kohlenhydrate in einem Getränk enthalten sind. Auf der sicheren Seite sind Sie mit Leitungswasser und stillem oder sprudelndem Wasser. Ebenso mit Tee und Kaffee, wenn sie pur genossen werden. In vielen Getränken finden sich dagegen reichlich Kohlenhydrate, die den Blutzucker erhöhen, daher aufgepasst (mehr dazu im Kapitel „Die richtigen Durstlöscher“, S. 68).

Das richtige Maß finden

Tun Sie sich daher mit einem leckeren Menü etwas Gutes. So oft es geht, sollten Sie sich selbst eine Mahlzeit zubereiten. Inspiration für tolle Gerichte finden Sie mit unseren Rezepten ab Seite 72. Hier brauchen Sie auch nicht mit dem Taschenrechner Kalorien und Nährwerte zu kontrollieren. Herrliche Zeiten im Vergleich zu früher, als Menschen mit Diabetes mit vielen vermeintlichen Verboten konfrontiert und zum Kauf von teuren „Diabetikerprodukten“ animiert wurden.

Die folgenden Vorschläge können Ihnen helfen, Ihren Essenstag zu gestalten:

1. **Mahlzeiten.** Die Anzahl der Mahlzeiten können Sie flexibel gestalten. Viele Menschen kommen mit drei Hauptmahlzeiten über den Tag verteilt gut aus. Snacks und Zwischenmahlzeiten sind nicht verboten.
2. **Mehr Gemüse, weniger Obst.** Essen Sie täglich drei Portionen Gemüse (aber wenig Mais). Bei Obst eher zurückhaltend sein, da viele Obstsorten den Blutzucker erhöhen (etwa Äpfel, Kirschen, Weintrauben und Bananen).
3. **Beilagen sind Beilagen.** Behandeln Sie Getreideprodukte wie Reis, Nudeln, Brot oder Kartoffeln als das, was sie sind: Beilagen. Nehmen Sie als Maß für eine (ungekochte) Portion die eigene Hand. Daraus ergeben sich Mengen, die zu Ihrem Alter und zur Körpergröße passen.
4. **Eiweiß satt.** Versuchen Sie öfters Eiweiß beziehungsweise Proteine auf den Teller zu legen. Reich an Proteinen sind zum Beispiel Fleisch, Fisch, Eier, aber auch Käse, Quark und Nüsse.
5. **Fett ist besser als sein Ruf.** Top sind vor allem die ungesättigten Fette in Pflanzenölen und fettem Fisch. Verwenden Sie kaltgepresste Öle wie Olivenöl, Rapsöl, Lein-, Hanf- und

Walnussöl fürs Kochen und für Salate (siehe S. 62). Fettreiche tierische Lebensmittel wie Wurst, Sahne und Butter sollten Sie nur in Maßen genießen. Vorsicht bei Frittierfetten aus gehärteten Fetten. Und aufgepasst – in vielen fettarmen Produkten steckt eine Menge Zucker.

6. **Trinken.** Sie sollten täglich etwa zwischen 1,5 und 2 Liter Flüssigkeit trinken, möglichst Wasser und zuckerfreie Getränke wie Tee oder Kaffee. Zuckerreiche Limos, Cola und Säfte nur bei einer Unterzuckerung.
7. **Was ist mit Zucker?** Zucker ist nicht verboten. Genießen Sie aber ganz bewusst den Käsekuchen oder die köstliche Praline. Und reduzieren Sie dafür die Lebensmittel und Getränke, die große Mengen an Haushaltszucker enthalten (siehe S. 55).

Eine Hauptmahlzeit muss nicht immer ein warmes Essen sein. Je nach Portionsgröße und Ihrem eigenen Energieverbrauch reicht auch mal ein Salat mit einem Stück Fleisch. Ob Sie mittags oder am Abend kochen, spielt weder für die Gewichtsfrage noch für den Blutzucker eine Rolle. Da ist eher die Frage, wie Sie die Mahlzeiten in Ihren Tagesablauf integrieren, ob es also möglich ist, regelmäßig zu Mittag und zu Abend zu essen.

Es ist übrigens ein Mythos, dass man nach 18 Uhr nichts mehr essen sollte. Es ist allerdings richtig, dass das Verdauungssystem am Morgen am aktivsten und abends und in der Nacht nur gebremst arbeitet. Manche Menschen können auch heiße, stark gewürzte oder üppige Mahlzeiten schlechter verdauen. Und plagen sich dann mit Magendruck, Völlegefühl oder Sodbrennen herum. In diesem Fall sollten Sie abends leicht verdauliche Speisen wie zum Beispiel Suppen bevorzugen.

Kohlenhydrate einschätzen

Für Kohlenhydrate gibt es keine strengen Mengenvorgaben mehr. Sie entscheiden, ob Sie statt 150 g nur 100 g Reis nehmen oder jeden Tag ein Glas Saft trinken und dafür den Apfel streichen. Wie viele Kohlenhydrate Sie gegessen haben, sehen Sie, wenn Sie ihren Harn- oder Blutzucker nach dem Essen messen (siehe S. 16). Dann können Sie auch prüfen, ob und welche Kohlenhydrate Sie in Zukunft reduzieren wollen.

Ob der Blutzucker bei Ihnen im grünen Bereich liegt, zeigt auch der HbA1c-Wert bei der vierteljährlichen Untersuchung. Sollten die Blutzuckerwerte dann deutlich zu hoch sein, helfen auch Medikamente, um die Werte zu senken.

Auch bei Proteinen und Nahrungsfetten entscheiden Sie selbst über das gesunde Maß. Wenn Sie abnehmen wollen, gilt die Devise: Nehmen Sie weniger Energie zu sich, als Sie verbrauchen. Wenn Sie nicht insulinpflichtig sind, reicht es aus zu wissen, in welchen Nahrungsmitteln sich Kohlenhydrate verbergen. Müssen Sie dagegen Insulin spritzen, sollten Sie auch die Menge der Kohlenhydrate grob abschätzen können. Dafür wurde das Hilfsmittel Kohlenhydrateinheit (kurz KE oder KHE) entwickelt. Manchmal wird auch noch der Begriff „Broteinheit" (BE) verwendet. 1 KE entspricht 10 g Kohlenhydraten, 1 BE entspricht 12 g Kohlenhydraten. Bei einer Kohlenhydrateinheit steigt der Blutzuckerspiegel um etwa 25 bis 40 mg/dl (1,4 bis 2,2 mmol/l) pro BE/KE an. Der Anstieg hängt von verschiedenen Faktoren ab, wie zum Beispiel der Tageszeit und wie sich die Mahlzeit zusammensetzt.

Auf verpackten Lebensmitteln mit Nährwerttabelle ist es ganz einfach, die KE-Menge zu errechnen. In der Tabelle suchen Sie sich die Kohlenhydratmenge heraus (nicht unter „davon Zucker" nachschauen!) und dividieren diese durch zehn: In einer Tafel Schokolade (100 g) sind 52 g Kohlenhydrate enthalten. 52 g / 10 g = 5,2, also circa 5 KE.

→ Informationen nutzen

Wenden Sie sich an Ihr Diabetesteam, wenn Sie Insulin spritzen und mehr über den Gehalt von Kohlenhydraten bei Lebensmitteln erfahren möchten. Ernährungstabellen können ebenfalls bei der Einschätzung von Kohlenhydrateinheiten unterstützen. Es gibt auch eine Reihe von Apps, die KE-Einheiten berechnen, doch Achtung: Sie sind häufig fehlerhaft. Sie sollten sich nicht auf sie verlassen.

Checkliste

Wie viel Kohlenhydrate?

Manchmal ist es gar nicht so einfach, die KE (Kohlenhydrate) richtig einzuordnen. Was denken Sie? Was hat mehr Kohlenhydrate?

- ☐ **4 Esslöffel Haferflocken (60 g) oder 1 Scheibe Weizenbrot (50 g)?**
  Die Haferflocken haben 4 KE, das Weizenbrot hat 2 KE.
- ☐ **200 ml Milch oder 200 ml Fruchtsaft?**
  Die Milch hat 1 KE, der Fruchtsaft kommt auf 2 KE.
- ☐ **20 g Butter oder eine Handvoll Himbeeren?**
  Butter besitzt 0 KE, die Himbeeren erreichen 1 KE.
- ☐ **12 Weintrauben oder 30 Salzstangen?**
  Die Weintrauben haben 1 KE, die Salzstangen haben 2 KE.
- ☐ **75 g (ungekochter) Reis oder 200 g Rindersteak?** Der Reis hat 5 KE, das Steak 0 KE.

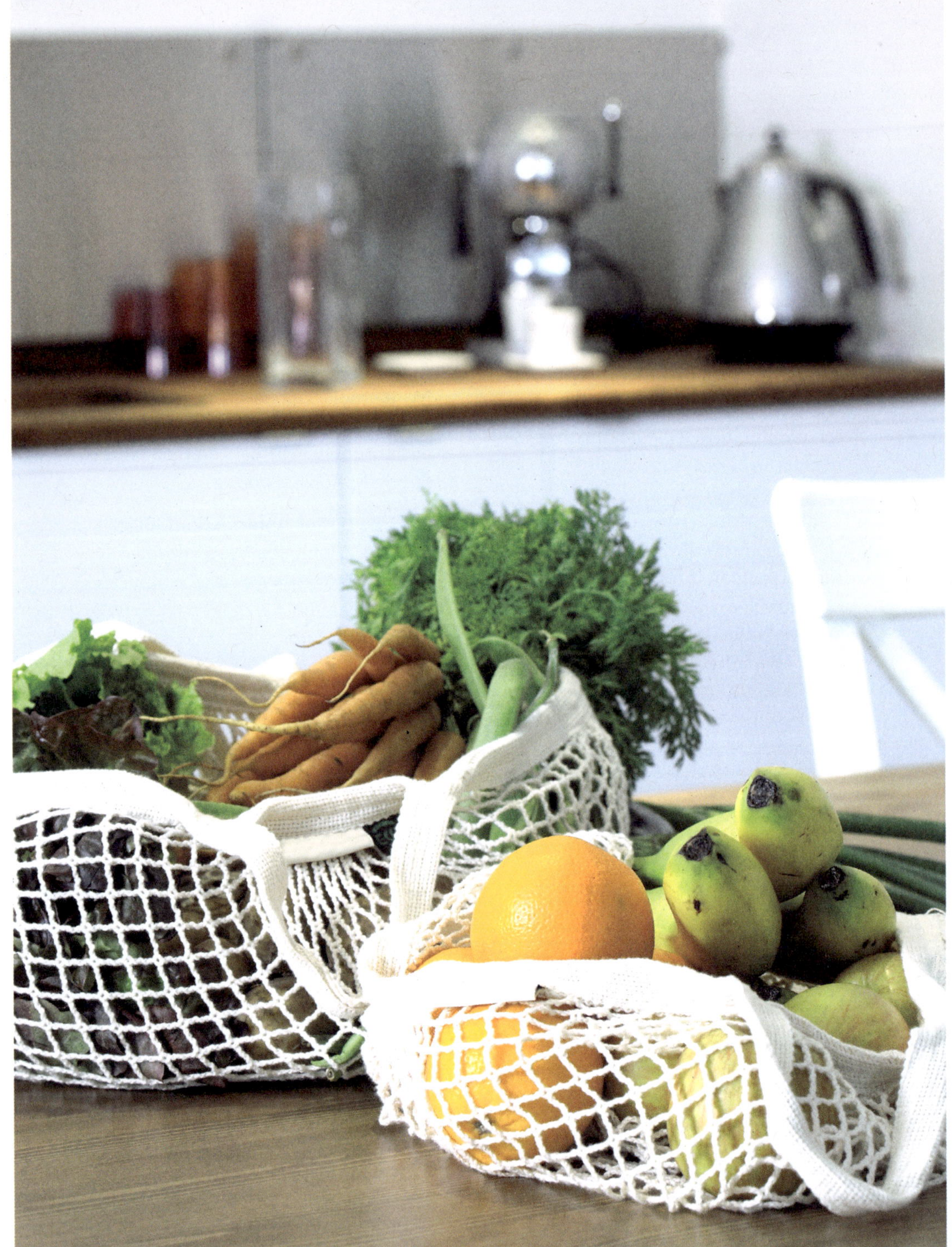

So geht's: Ihr idealer Speiseplan

Es ist ganz einfach: Sie können essen, was Sie wollen. In Maßen. Stellen Sie sich also die Speisen zusammen, die Ihnen schmecken und guttun. Dafür ist es wichtig, die wichtigen Bestandteile der Nahrung zu kennen und einzuschätzen.

Bei der Frage, was gesunde Ernährung ist, geht es oft hoch her. Das gilt umso mehr beim Thema Ernährung und Diabetes. Hier kursieren viel Halbwissen und irritierende Überzeugungen, und mit den Sorgen der Betroffenen werden gute Geschäfte gemacht.

Viele Ernährungsempfehlungen sind wissenschaftlich überhaupt nicht nachgewiesen. Zum Beispiel, dass Menschen mit Diabetes vorwiegend fettarm essen sollen. Nach aktuellem Forschungsstand bringt eine solche Ernährung keine besseren Blutzuckerwerte, da Fett den Blutzucker nicht ansteigen lässt (siehe S. 62). Auch Ballaststoffe allein nützen nichts, um eine Gewichtsreduktion zu erreichen oder den Zuckerstoffwechsel zu verbessern. Warum das so ist, erklären wir Ihnen in diesem Kapitel ganz genau, indem wir uns die relevanten Nährstoffgruppen näher ansehen.

Finden Sie heraus, welches Essen Ihnen am besten bekommt. Denn jeder Mensch ist einzigartig und jeder Körper ist es auch. Ob die Ernährung Ihnen guttut, entscheiden Sie und Ihre Blutzuckerwerte.

Die Komplizierten

Kohlenhydrate erhöhen den Blutzucker. Aber das ist erst mal kein Problem. Es kommt darauf an, wie viel Sie davon essen.

Milch, Obst, Getreideprodukte usw. Hier stecken überall Kohlenhydrate drin – die chemisch gesehen aus Sauerstoff, Wasserstoff und Kohlenstoff bestehen. Kohlenhydrate nehmen den größten Anteil in unserer Ernährung ein und kommen in Form von Zucker und Stärke vor. Neben den anderen Nährstoffen Fett und Eiweiß versorgen Kohlenhydrate uns mit der nötigen Energie.

Ein weiterer Pluspunkt für unseren Körper und dessen Energiebedarf: Die Energiegewinnung, also der Umbau in Glukose, klappt mit ihnen schneller als bei Fett und Eiweiß.

Treibstoff Kohlenhydrate

Über Kohlenhydrate haben Sie in diesem Ratgeber schon einiges gelesen. Sie wissen bereits, dass sie den Zucker liefern, aus dem die Zellen die nötige Energie gewinnen. Und dass sie bei einer Diabetes-Erkrankung den Blutzucker in die Höhe treiben können. Aber Kohlenhydrate sind für Menschen mit Typ-2-Diabetes auch die wichtigste Stellschraube, um ihren Blutzucker in den Griff zu kriegen. Mit der Wirkung von Kohlenhydraten und der Bedeutung des glykämischen Index hatten wir uns schon im Kapitel „Mit der Ernährung die Werte senken?" (siehe S. 36) beschäftigt.

Unser Körper liebt Kohlenhydrate. Er kann sie besonders schnell zu Glukose zerlegen und direkt als Energiequelle nutzen. Besonders das Gehirn und die roten Blutzellen sind auf Glukose angewiesen. Aus diesem Grund sinkt der Blutzuckerspiegel nie auf null ab. Nur in Extremfällen wie zum Beispiel bei sehr langen Hungerphasen greift der Körper auch auf andere Energieformen wie Fett zurück.

Von einfach bis raffiniert

Kohlenhydrate bestehen aus Zuckermolekülen unterschiedlichster Anzahl. Neben komplexen Kohlenhydraten gibt es auch einfache Kohlenhydrate. In allen Kohlenhydraten verbergen sich mehr oder weniger lange Ketten aus Zuckermolekülen. Ob wir also Pasta, Äpfel oder Pommes essen: Letzten Endes bleibt, wenn die Zerlegung der Zuckerbausteine im Dünndarm abgeschlossen ist, nur ein Zuckermolekül übrig, die Glukose oder der Traubenzucker.

Zuckerbausteine existieren in unterschiedlich langen Ketten von Zuckermolekülen. Unser weißer Zucker, der Haushaltszucker, gibt sich etwa mit zwei Einfachzuckermolekülen zufrieden. Die Vielfachzucker setzen sich dagegen aus Tausenden von Traubenzuckerketten zusammen.

- **Einfachzucker (Monosaccharide):** Glukose (Traubenzucker) und Fruktose (Fruchtzucker)
- **Zweifachzucker (Disaccharide):** Milchzucker (Laktose), Malzzucker (Maltose), Haushaltszucker (Saccharose)
- **Vielfachzucker (Polysaccharide):** Stärke in Getreide, Kartoffeln und Reis

Alles ist erlaubt

Kohlenhydrate finden sich reichlich in Nahrungsmitteln, die süß schmecken, in Kuchen oder Schokolade, aber auch in Obst. Obst ist wegen seiner Vitamine eigentlich ein gesundes Nahrungsmittel. Aber Äpfel, Birnen und Co. besitzen viel Fruktose (Fruchtzucker) und Traubenzucker, die den Blutzucker schnell erhöhen können. Milchzucker ist ebenfalls ein Kohlenhydrat und tummelt sich in Kuh-, Schafs- und Ziegenmilch. Auch pflanzliche Getränke wie Soja-, Mandel- und Hafermilch enthalten Kohlenhydrate und sind häufig mit Zucker gesüßt.

Viele unserer beliebtesten Nahrungsmittel sind kohlenhydratreich. Es sind Power-Nährstoffe, die Menschen mit Diabetes genauso brauchen wie andere Menschen. Daher können Sie ohne schlechtes Gewissen Kohlenhydrate essen. Entscheidend ist nicht, dass Sie sie essen, sondern in welcher Menge. Folgende Nahrungsmittel enthalten zum Beispiel viele Kohlenhydrate:

- Brot, Brötchen, Knäckebrot, Toast, Zwieback
- Getreideprodukte wie Haferflocken und Müsli
- Kartoffeln, Kartoffelerzeugnisse (Bratkartoffeln und Kartoffelbrei)
- Reis und Nudeln
- Hirse, Hafer, Mais, Bulgur, Couscous
- Obst wie Bananen, Kirschen, Weintrauben
- Milch, Naturjoghurt, Kefir und Buttermilch (flüssige Milchprodukte)
- gezuckerte Milchprodukte, zum Beispiel Fruchtjoghurt oder -quark
- Süßigkeiten, Kuchen, salzige Knabbereien
- Hülsenfrüchte wie Bohnen, Linsen, Erbsen

Wenn Sie Ihrem Blutzucker Gutes tun wollen, reduzieren Sie die Menge kohlenhydratreicher Lebensmittel, also zum Beispiel Nudeln und Kartoffeln. Stattdessen essen Sie im Gegenzug etwas mehr Eiweiß und Fett, und Sie werden genauso satt (siehe ab S. 61).

Bei purem Zucker sollten Sie eher zurückhaltend sein. Bei einfachen Kohlenhydraten, also den Einfach- und Zweifachzuckern, werden die Zuckermoleküle nämlich sehr schnell verdaut und erhöhen daher auch schnell den Blutzuckerspiegel. Wie Sie Zuckerfallen erkennen und trotzdem Süßes genießen können, erfahren Sie im Kapitel „Zucker und süße Alternativen“, S. 55.

Bei Getreide und Kartoffeln, den komplexen Kohlenhydraten, dauert der Blutzuckeranstieg etwas länger. Diese Lebensmittel brauchen auch länger, um aus dem Darm ins Blut überzugehen, und haben daher den Vorteil, länger satt zu halten.

→ Hier können Sie einsparen

Eine andere gute Möglichkeit, Kohlenhydrate einzusparen, ist Gemüse. Fast alle Gemüsesorten mit Ausnahme von Mais besitzen wenige bis sehr wenige Kohlenhydrate und erhöhen den Blutzuckerspiegel nicht.

Süße Stärke

Auch Stärke zählt zur Gruppe der Kohlenhydrate. Sie wird nur in Pflanzen gebildet und ist ein Vielfachzucker, der aus Tausenden miteinander verknüpften Zuckermolekülen besteht. Zunächst schmeckt Stärke überhaupt nicht süß. Aber versuchen Sie einmal, sehr langsam und gründlich ein Stück Brot zu kauen. Mit der Zeit und mit dem Speichel vermengt, wird das Brot immer süßer. Das Kauen spaltet die langen Kohlenhydratketten in kurze Zuckermoleküle. Lebensmittel, die viel Stärke enthalten, machen gut satt. Dazu gehören Getreide und die daraus hergestellten Grundnahrungsmittel Brot und Nudeln. Auch Kartoffeln besitzen viel Stärke.

Kartoffeln sind zu Unrecht als Dickmacher verschrien. Zwar ist ihr Kohlenhydratgehalt mit etwa 31 Prozent pro 200 g relativ hoch, aber die braunen Knollen bieten mehr Vorteile als gedacht: Neben dem vielen Vitamin B und C haben sie vergleichsweise wenige Kalorien, nämlich 69 Kalorien pro 100 g (gekochte Kartoffeln). Roher Reis enthält dagegen 93 Kalorien pro 100 g. In der Spitzengruppe liegen die Nudeln mit 150 Kalorien pro 100 g. Sowohl gekochter Reis als auch gekochte Nudeln haben 300 bis 400 kcal.

Wegen ihrer Kohlenhydrate lassen alle Lebensmittel aus Mehl- und Getreideprodukten den Blutzucker ansteigen. Egal, ob es sich um Brot, Brötchen, Kartoffeln, Reis oder Nudeln handelt. Eine Portion mit 100 g gekochtem Reis hat zum Beispiel einen Kohlenhydratanteil von 23 g. Ein Weizenbrötchen mit einem Gewicht von 45 g hat 25 g, und 100 g gekochte Nudeln enthalten etwa 25 g Kohlenhydrate.

Ballaststoffe – das Für und Wider

Zu den Kohlenhydraten mit vielen Zuckerbausteinen zählen auch Ballaststoffe. Sie kommen hauptsächlich in Pflanzen vor. Beim Wort Ballaststoffe denkt man sofort an etwas Überflüssiges, Belastendes. Tatsächlich können Menschen diese Faserstoffe nicht oder nur eingeschränkt verdauen. Der Begriff stammt aus einer Zeit, in der bei Lebensmitteln nur der Energie- und Nährstoffwert zählte. Damit können Ballaststoffe nicht punkten. Ballaststoffe können für die menschliche Gesundheit eine wichtige Rol-

Kohlenhydratgehalt einzelner Lebensmittel

Lebensmittel	Kohlenhydratgehalt in g	Energiegehalt (kcal bzw. Kalorien)	KE = Kohlenhydrat-einheiten
1 geh. EL Zucker, 25 g	25	101	3
Bitterschokolade, 100 g	64	393	6
Honig, 20 g	15	62	2
Konfitüre, 25 g, 2 Teelöffel	16	64	3
Joghurt, 3% Fett, 150 g	7	103	1
Apfel, 150 g	25	90	3
Bananen, 150 g	30	135	3
Erdbeeren, 125 g	7	40	1
10 Haselnüsse	1	65	0
Blumenkohl, geko., 200 g	9	38	1
Fenchel, 300 g	15	57	2
Mais, roh, 200 g	37	178	4
Spinat, geko., 200 g	5	38	1
Zuckererbsen, 200 g	30	118	3
Brötchen, 45 g	25	128	3
Vollkornbrötchen, 65 g	32	142	3
Käsespätzle, 250 g	81	615	8
Apfelhefekuchen, 150 g	43	201	4
Mürbeteigboden, 300 g	164	1374	16

Quelle: Deutsche Gesellschaft für Ernährung, Nährwertberechnungsprogramm

le spielen. Sie sollen die Darmtätigkeit stimulieren, den Cholesterinspiegel senken und satt machen. Sie enthalten wichtige Vitamine und Mineralstoffe, einige von ihnen sind zudem kalorienarm. Folgende Nahrungsmittel enthalten zum Beispiel Ballaststoffe:

- alle Vollkornprodukte sowie Hafer
- Obst wie Äpfel, Birnen, Zitrusfrüchte, Beerenfrüchte
- Gemüse wie Möhren, Paprika, rote Bete

Eine ballaststoffreiche Kost hilft Menschen mit Diabetes Typ 2 nur bedingt – zumindest, wenn es um eine bessere Einstellung des Diabetes oder um eine Gewichtsreduktion geht. Viele große Studien haben diese Punkte untersucht. Keine Studie konnte bisher einen Nutzen zeigen.

Umstritten ist auch, ob Ballaststoffe für alle Menschen so wertvoll sind, wie viele Ratgeber behaupten. Bislang konnte keine Studie belegen, dass man mit ihnen tatsächlich länger lebt oder weniger Herzinfarkte oder Schlaganfälle hat. Es gibt allerdings Experten, die empfehlen, täglich etwa 30 g an Ballaststoffen zu essen. Ein hoher Wert, den die meisten Menschen wohl nicht erreichen dürften. Ein Weizenbrötchen von 100 g enthält zum Beispiel nur 3,4 g Ballaststoffe und drei gegarte Kartoffeln besitzen 3,0 g.

→ Ungewohnte Nahrung

Wenn Sie Ballaststoffe nicht gewohnt sind, sollten Sie mit kleinen Mengen beginnen, damit sich Ihre Darmflora an die neue Nahrung anpassen kann. Gründliches Kauen, Bewegung und Trinken helfen gegen eventuelle Blähungen.

Vollkorn- oder Weizenbrot?

Vollkornprodukte werden Menschen mit Diabetes häufig wärmstens empfohlen. Sie sind dank ihres hohen Ballaststoffanteils schwerer verdaulich als Weizenprodukte,

Volles Korn: Bei einem Vollkornbrot werden alle drei Teile (Keim, Mehlkörper und Außenhülle) des Getreidekorns vermahlen. Bei den sogenannten Auszugsmehlen trennt man dagegen – in unterschiedlichem Ausmaß – die Randschichten und den Keim des Korns ab. Mineral- und Ballaststoffe und Vitamine gehen dabei verloren. Aber ein echtes Vollkornbrot ist gar nicht so leicht zu erkennen. Viele Backwaren tragen zwar viele Körner, sie wurden aber aus niedrig ausgemahlenem Getreide der Mehltype 405 oder 550 hergestellt.

Vorsicht bei Pommes und Fertigpizza! Industriell hergestellte Lebensmittel, die viel Stärke enthalten, lassen den Blutzucker in die Höhe schießen, weil ihnen häufig Zucker zugefügt wird. Lassen Sie Fertigprodukte gerne im Regal und kochen Sie selbst. Da wissen Sie was in Ihrem Essen drin steckt.

weil sie einen niedrigeren glykämischen Index haben. Der Blutzuckerspiegel steigt langsamer an. Doch auf den HbA1c-Wert, den Durchschnittswert des Blutzuckers, haben sie keinen Einfluss.

Wenn Sie zum Beispiel ein Weizenbrötchen essen, steigt der Blutzucker schneller an, baut sich aber auch rasch wieder ab, ist also wieder schneller auf einem niedrigeren Niveau. Bei einem Vollkornbrötchen steigt der Blutzucker langsamer an. Er braucht dann aber auch viel länger, bis er wieder normal ist. Am Ende kommt es aufs Gleiche heraus – der HbA1c-Wert ist bei beiden Brötchen gleich. Hier dürfen Sie entscheiden, was Sie lieber mögen und wovon Sie besser satt werden.

Gut versteckt

Alle Lebensmittel in Verpackungen und alle Getränke in Flaschen oder Dosen haben, meistens auf der Rückseite, eine Nährwerttabelle. Das sind oft lange Listen mit Fremdwörtern und E-Nummern, den Bezeichnungen für Lebensmittelzusatzstoffe. Die Nährwerte sind meistens pro 100 g oder 100 ml angegeben.

Lesen Sie auf der Zutatenliste „zuckerfrei" oder „ohne Zuckerzusatz", enthält das Lebensmittel keinen Frucht- oder Traubenzucker und keinen Milch- oder Malzzucker. Steht aber zum Beispiel auf einer Packung mit Lasagne-Nudeln „Kohlenhydrate 52 g" und „davon Zucker 0 g", erhöhen die Nudeln trotzdem Ihren Blutzucker. Schauen Sie in der Liste unter dem Punkt „Kohlenhydrate" nach. Hier ist der gesamte Kohlenhydratgehalt mit allen Zuckerarten und der Stärke aufgelistet.

→ Wie viel davon Zucker?

Der Aufdruck „davon Zucker" verrät nicht, ob ein Nahrungsmittel oder Getränk den Blutzucker erhöht. Nur die Angabe „Kohlenhydrate" hilft Ihnen weiter.

Wie viele Kohlenhydrate dürfen es sein?

Es gibt keine allgemeingültigen Empfehlungen, wie viele Kohlenhydrate gut für die Gesundheit sind. Klar ist nur, dass unsere Nahrung nicht zum größten Teil aus Kohlenhydraten bestehen sollte. Dies gilt für Menschen mit Diabetes genauso wie für Menschen ohne Diabetes. Allgemein wird empfohlen, 45 bis 60 Prozent der Gesamtenergie über Kohlenhydrate aufzunehmen. Viele Expertinnen und Experten sehen diese Werte aber als zu hoch an.

Zusammen mit Ihrem Diabetes-Team sollten Sie ihren individuellen Speiseplan zusammenstellen. Am einfachsten ist es, Kohlenhydrate gleichmäßig über den ganzen Tag zu verteilen. Tagsüber zu fasten, um dann abends viele Kohlenhydrate auf einmal zu essen, ist kontraproduktiv. Das führt auf einen Schlag zu hohen Blutzuckerwerten.

Etwa alle drei bis vier Stunden braucht ein erwachsener Mensch im Normalfall einen neuen Energieschub und damit auch Kohlenhydrate. Das Bedürfnis nach neuer Nahrung hängt zum Beispiel davon ab, wie viel man gegessen oder ob man gerade einen zügigen Spaziergang hinter sich hat. Energie können Sie aber auch bei einer anstrengenden Arbeit am Computer verlieren, denn im Sitzen verbrennen Sie Kalorien.

Ungefähr drei Mahlzeiten täglich mit Kohlenhydraten werden Sie also in der Regel essen und dazu immer auch etwas Eiweiß und Fett (dazu mehr in „Fett ist nicht gleich Fett“, S. 61 und „Satt mit Proteinen“, S. 64). Diese Nährstoffe sind fast frei von Kohlenhydraten. Theoretisch könnten Sie ein Stück Steak und 100 g Butter auf einmal essen, Ihr Blutzuckerspiegel bliebe davon unbeeindruckt.

Reduzieren Sie also hin und wieder die Kohlenhydrate oder lassen Sie sie bei einer Mahlzeit ganz weg. Das könnte zum Beispiel folgendermaßen aussehen:

- Marmelade zum Frühstück reduzieren oder gegen einen herzhaften Belag (z. B. Käse) austauschen
- weniger Kartoffeln zu Mittag essen, dafür mehr Sauerkraut oder Fleisch
- 1 Stück Obst (z. B. Orange zum Abendessen) weglassen
- Nüsse abends ohne Rosinen essen
- Zucker im Kaffee oder Tee weglassen oder durch Süßstoffe ersetzen
- Fruchtjoghurt oder -quark (enthält Früchte und zugesetzten Haushaltszucker) mit Naturjoghurt oder -quark ersetzen und mit ein wenig Obst verfeinern

Zucker und süße Alternativen

Beim Zuckerkonsum gilt die Devise: Maß halten. Genießen Sie also ruhig ein Stück Kuchen zum Kaffee oder als Dessert eine Kugel Vanilleeis.

Die Lust auf Süßes ist uns quasi angeboren. Schon die Muttermilch schmeckt leicht süß. Und in früheren Zeiten bedeutete Süßes, dass das Nahrungsmittel ungiftig war und schnell satt machte.

Fachleute sehen allerdings den hohen Zuckerverbrauch des modernen Menschen mit kritischen Augen. Auch hier ist wieder die Differenzierung wichtig: Zucker macht nicht per se dick und krank – die Dosis macht das Gift. Und weil Zucker den Blutzucker erhöht, zahlt sich für Menschen mit Diabetes ein sparsamer Umgang mit süßen Sachen besonders aus.

Die süße Lust

Wenn wir von Zucker sprechen, meinen wir in erster Linie den Haushaltszucker, auch Saccharose genannt. Es ist ein Zweifachzucker, der aus einem Teil Traubenzucker (Glukose) und einem Teil Fruchtzucker (Fruktose) besteht. Ob Sie weißen oder braunen Zucker in Ihren Tee rühren, macht für den Blutzuckerspiegel keinen Unterschied. Beide erhöhen ihn gleichermaßen.

Daneben existieren noch andere Zuckerarten, die den Blutzucker erhöhen. Das sind insbesondere Malzzucker (Maltose) und Milchzucker (Laktose), die ebenfalls zu den Zweifachzuckern zählen. Und natürlich gehört dazu der Zucker im Obst, der Frucht- und der Traubenzucker.

→ Kurze Befriedigung

Zucker macht schnell satt. Die Blutzuckerwerte steigen schnell an, fallen aber auch wieder ebenso schnell. Das Sättigungsgefühl hält nur kurz, bald bekommt man wieder Hunger. Haushaltszucker liefert Energie, sprich Kalorien. Weil in diesem Zucker aber keine Mineralstoffe und Vitamine enthalten sind, wird er auch als sogenannter leerer Energieträger bezeichnet.

Die WHO sowie verschiedene Fachgesellschaften empfehlen Erwachsenen mit durchschnittlichem Energiebedarf, pro Tag nicht mehr als etwa 50 g (Haushalts-)Zucker zu sich zu nehmen. Diese Empfehlung gilt für gesunde Menschen und für Menschen mit Diabetes. Die Menge kann ziemlich schnell erreicht sein, denn schon ein Teelöffel Zucker hat etwa 5 g. Besonders zuckerreich sind Limonaden – in einem halben Li-

Süße Verführungen, Zucker- und Kaloriengehalt in g

	Kilokalorien	Zucker in g
1 Becher Fruchtjoghurt, 150 g	156	23
Haferkeks, 20 g	93	2
Nuss-Nougat-Creme, 20 g	106	12
Marmelade, 2 Teelöffel, 25 g	71	17
Fruchtbonbon, 5 g	20	5
Zitronencreme, 125 g	179	22
Fruchteis (Waffeltüte), 75 g	200	17
Müsliriegel, 25 g	95	8
Ahornsirup, 100 g	274	67
Apfeldicksaft, 100 g	375	77

Quelle: Deutsche Gesellschaft für Ernährung, Nährwertberechnungsprogramm

ter können sich sage und schreibe 50 g Zucker verstecken (siehe S. 68).

Überlegen Sie einmal: Marmelade auf zwei Brötchen, ein Teelöffel Zucker im Kaffee, zum Mittagessen ein Glas Limonade, nachmittags ein Schokocroissant vom Bäcker und abends noch zwei Stücke Schokolade aus dem Geheimvorrat. So kommen Sie ohne Weiteres auf 100 g Zucker täglich. Auch manche Fertiggerichte sind mit Zucker angereichert. Sie sehen, wie schnell das geht.

Mit dem Zucker ist es so ähnlich wie mit Alkohol. Ein Glas Bier oder Wein zum Feierabend schadet vielen Menschen vermutlich nicht. Wer aber täglich eine Flasche Wein trinkt, ist sehr wahrscheinlich alkoholabhängig und fügt seiner Gesundheit beträchtlichen Schaden zu.

Sie werden sich wundern, wie empfindlich Sie auf Zucker reagieren, wenn Sie sich einige Wochen lang zuckerarm ernährt haben. Der Apfelkuchen kann dann auf einmal unerträglich süß schmecken.

Die Hundert Namen des Zuckers

Auch die Lebensmittelindustrie liebt Zucker. Er ist billig, verstärkt den Geschmack, konserviert und kann Nahrungsmittel „fülliger“ aussehen lassen. Wenn Sie weniger Zucker essen wollen, schauen Sie in der Zutatenliste nach.

→ Eine lange Liste

Bezeichnungen für Zucker sind zum Beispiel Glukosesirup, Traubenzucker, Glukose-Fruktose-Sirup, Milchpulver, Milchzucker (Laktose), Fruchtsaft, Süßmolkenpulver, konzentrierter Fruchtsaft, Invertzuckersirup, Maltodextrin, Süßmolkenpulver, Isoglukose, Malzzucker (Maltose), Malzextrakt, Rübenzucker, Saccharose, Gerstenmalz/Gerstenmalzextrakt. Je mehr von einer Zutat in dem Nahrungsmittel enthalten ist, desto weiter oben steht sie in der Zutatenliste.

Wenn Sie die Angaben auf der Verpackung genauer unter die Lupe nehmen, werden Sie feststellen, dass manche Produkte ordentlich gesüßt wurden.

Aber aufgepasst: Meist bezieht sich die Angabe auf einen Wert pro 100 g. Manche Hersteller geben an, wie viel Prozent des Tagesbedarfs an Zucker mit 100 g oder 100 ml des Lebensmittels oder einer Portion erreicht werden. Dabei wird der Zuckergehalt oft geschönt, wenn die Angabe sich auf eine geringe Menge bezieht. So wird suggeriert,

Checkliste

Zuckerkonsum reduzieren

- ☐ **Buch führen.** Schreiben Sie auf, in welchen Situationen Sie zu Süßem greifen. Könnten Sie stattdessen etwas anderes unternehmen, was Freude macht und entspannt?
- ☐ **Süßigkeiten portionieren.** Richten Sie sich die süßen Sachen in halber Portionsgröße her. Die übrigen Leckereien sperren Sie einfach weg.
- ☐ **Kleine Ziele setzen.** Geben Sie statt zwei nur noch einen Würfelzucker in den Tee oder Kaffee. Ersetzen Sie den Fruchtjoghurt durch Naturjoghurt.
- ☐ **Gesüßte Getränke weglassen.** Zuckerhaltige Getränke lassen den Blutzucker enorm ansteigen. Verzichten Sie darauf.
- ☐ **Eventuell auf Süßstoffe umsteigen.** Süßstoffe und Zuckeralkohole lassen den Blutzucker nicht ansteigen, letztere können aber Kalorien enthalten.

Ungefähr jeder dritte Mensch verträgt nur höchstens 25 g Fruchtzucker am Tag. Der Körper kann den Fruchtzucker nicht richtig oder gar nicht im Dünndarm aufnehmen. Er wandert unverdaut in den Dickdarm und wird dort von den Darmbakterien vergoren. Es kann zu Blähungen und Durchfall kommen. Ihr Hausarzt oder Ihre Hausärztin stellt eine Fruchtzucker-Unverträglichkeit mit einem einfachen Test fest.

dass in dem Nahrungsmittel weniger Zucker enthalten ist.

Das heißt, Sie müssen den Gehalt an Zucker hochrechnen. Ein Beispiel: In einem 250-g-Becher Fruchtjoghurt sind laut Herstellerangabe 30 g Zucker enthalten. Allerdings pro 100 g! Wenn Sie also den ganzen Becher Joghurt verspeisen, wären es 75 g. Hier lohnt sich der Umstieg auf Naturjoghurt, den Sie nach Bedarf selbst etwas süßen können. Für zusätzliche Verwirrung sorgen häufig die Werbesprüche und Formulierungen auf den Verpackungen. Einige Begriffe dürfen nur unter bestimmten Voraussetzungen verwendet werden:

- **Zuckerarm.** Im Erzeugnis sind bei festen Produkten maximal 5 g Zucker je 100 g beziehungsweise 2,5 g je 100 ml bei flüssigen Produkten erlaubt.
- **Zuckerfrei.** Bedeutet nicht, dass das Produkt wirklich zuckerfrei ist. Ein Restgehalt von maximal 0,5 g Zucker je 100 g/ml ist gesetzlich erlaubt. Ein Liter „zuckerfreie" Limonade kann also bis zu 5 g Zucker enthalten. Es sind also auch Kohlenhydrate enthalten.
- **Zuckerreduziert.** Der Zuckergehalt ist um 30 Prozent reduziert im Vergleich zu anderen Lebensmitteln gleicher Art. Hier muss außerdem der Energiegehalt (kcal) gleich oder niedriger sein als der des Vergleichsprodukts. Auch Kohlenhydrate sind oft enthalten.
- **Ohne Zuckerzusatz.** Das Lebensmittel enthält weder Einfach- oder Zweifachzucker noch sonstige wegen ihrer süßenden Wirkung eingesetzte Zutaten. Wenn Zutaten von Natur aus Zucker enthalten, sollte darauf hingewiesen werden. Es ist aber nicht verpflichtend. Sie sollten auch beachten, dass oft Kohlenhydrate enthalten sein können.

Fruchtig süß

Obst enthält Fruktose (Fruchtzucker) und Glukose. Es gilt als gesund, dank seiner Vitamine, Ballaststoffe und sekundären Pflanzenstoffe. Was viele nicht wissen: Der Zuckergehalt einiger Obstsorten, wie zum Beispiel Äpfel, Pflaumen, Datteln oder Bananen, kann relativ hoch sein. Aber auch jedes andere Obst erhöht den Blutzucker! Menschen mit Diabetes sollten daher nicht wie sonst empfohlen fünfmal, sondern eher selten Obst essen.

Fruchtzucker oder Fruchtzuckersirup ist im Übrigen auch für die Lebensmittelindustrie ein beliebter Zusatzstoff. Vor allem weil er weniger kostet als Haushaltszucker. Weitere Vorteile machen Fruchtzucker noch attraktiver: Er verdeckt den bisweilen eigenartigen Geschmack von Süßstoffen und verstärkt das fruchtige Aroma. Die menschliche Verdauung verkraftet allerdings zu viel Fruktose oft nicht gut. Fruchtzucker steckt übrigens nicht nur in Obst, sondern natürlich auch in Fruchtsäften, Milchprodukten, Müslis und einigen Süßigkeiten. Versuchen Sie daher – außer mit Ihrer täglichen Portion Obst –, möglichst wenig Fruchtzucker zu sich zu nehmen.

Und aufgepasst: Die Namen klingen gesund, aber auch Ahornsirup, Honig, Kokosblütenzucker, Agavendicksaft oder Apfeldicksaft sind blutzuckererhöhend.

Mit Süßstoffen Zucker ersetzen

Eine beliebte Alternative zu Zucker sind sogenannte Zuckerersatzstoffe. Sie lassen sich in zwei Gruppen unterteilen: Süßstoffe und Zuckeralkohole bzw. Zuckeraustauschstoffe. Für Menschen mit Diabetes sind Süßungsmittel interessant, weil sie den Blutzucker nicht erhöhen. Süßstoffe punkten neben der Nullwirkung auf den Blutzuckerspiegel mit einem weiteren Vorteil: Sie besitzen keine oder nur sehr wenige Kalorien.

→ Zulassungspflichtig

Süßstoffe gelten wie Zuckeralkohole als Zusatzstoffe. Daher müssen sie im Gegensatz zu Lebensmitteln ein Zulassungsverfahren durchlaufen. Auf der Zutatenliste der Verpackungen steht der Name des Stoffes oder die E-Nummer. Zurzeit sind in der EU elf Süßstoffe zugelassen. Die bekanntesten sind Saccharin (E960), Aspartam (E951) und Steviolglycoside alias Stevia (E960).

Süßstoffe werden entweder künstlich hergestellt oder aus natürlichen Rohstoffen gewonnen. Der Süßstoff Cyclamat wird zum Beispiel chemisch hergestellt, Steviolglycoside gewinnt man aus den Blättern der südamerikanischen Stevia-Pflanze. Einige Süßstoffe gibt es schon länger, etwa Saccharin, das gerne in Light-Getränken, Obst- und Fischkonserven verarbeitet wird. Auch Cyclamat wird seit Jahrzehnten vertrieben. Es findet sich insbesondere in zuckerfreien Softdrinks. Ansonsten werden Süßstoffe vorwiegend kalorienreduzierten oder kalorienfreien Getränken zugesetzt. Es gibt sie als Pulver, Tablette oder Flüssigprodukt zu kaufen.

Alle Süßmacher beeindrucken mit einer enormen Süßkraft, sie können 30- bis 3000-mal süßer als Haushaltszucker sein. Wenn Sie in Rezepten den Haushaltszucker mit Süßstoffen ersetzen wollen, müssen Sie vor dem Kochen oder Backen einige Rechenaufgaben erledigen. Der Hinweis „mit Süßungsmitteln“ auf dem Etikett bedeutet nicht automatisch, dass das Produkt nicht den Blutzucker erhöht. Der Süßstoff Stevia zum Beispiel erhöht zwar nicht den Blutzucker und hat auch keine Kalorien, hat aber einen bitteren Nachgeschmack. Solchen Produkten ist daher oftmals noch Haushaltszucker zugesetzt. Schauen Sie in den Nährwerttabellen nach den „Kohlenhydraten“. Bei reinen Süßstoffen steht dort „0 g“.

Immer mal wieder kursieren in den Medien Meldungen, wonach Süßstoffe krebserregend sein sollen, das konnte aber bisher keine Studie nachweisen. Entwarnung gibt es auch bei dem Gerücht, wonach Süßstoffe den Appetit anregen. Diese Theorie ist aber nie belegt worden. Im Gegenteil: Es gibt viele Menschen, die Süßstoffe essen können, ohne dass sie danach Appetit auf etwas Essbares verspüren. Das ist auch nachvollziehbar, da physiologisch gesehen kein Insulin produziert werden kann, wenn Süßstoffe verzehrt werden.

Zuckeralkohole: Süße Stoffe auf „-it“

Viele Menschen kennen nicht den Unterschied zwischen Süßstoffen und Zuckeralkoholen, die man früher auch als Zuckeraustauschstoffe bezeichnet hat. Zuckeralkohole sind chemisch anders aufgebaut als der echte Zucker. Es sind mehrwertige Alkohole, die in kleinen Mengen auch in Obst und Gemüse vorkommen. In der Regel werden sie aus natürlichen Rohstoffen hergestellt, um Lebensmittel zu versüßen. Genau wie Süßstoffe lassen sie den Blutzuckerspiegel nicht ansteigen. Aber anders als Süßstoffe besitzen sie einen Energiegehalt – also Kalorien –, der jedoch deutlich unter dem des Zuckers liegt. Einzige Ausnahme ist Erythrit (E 968), das komplett kalorienfrei ist.

Zuckeralkohole können Sie leicht identifizieren, sofern deren Namen auf den Lebensmittelverpackungen angegeben sind – fast alle enden sie auf „-it“. Zu ihnen gehören neben dem Erythrit unter anderem Sorbit (E 420), Isomalt (E 953) und Xylit (E 967), das auch als Birkenzucker bekannt ist.

→ Dosierung beachten

Wenn Sie Zuckeralkohole statt Zucker verwenden, sollten Sie auf die Menge achten. Bei häufigem Verzehr oder zu starkem Konsum können Nebenwirkungen wie Blähungen oder Durchfall auftreten. Ein Produkt mit einem Anteil von mehr als zehn Prozent Zuckeralkohol muss deshalb einen Warnhinweis enthalten: „kann bei übermäßigem Verzehr abführend wirken“.

Fett ist nicht gleich Fett

Fettarm essen war gestern. Ernähren Sie sich stattdessen lieber fettbewusst.

Lange wurden sie verteufelt, doch seit einiger Zeit hat man die gesunde Seite der Fette entdeckt. Fett ist nicht nur ein Geschmacksträger, es ist sogar lebensnotwendig für unsere Ernährung.

Fette im Überblick

Fette schützen uns vor Kälte und halten die Hormonproduktion in Schwung. Ohne Fette könnte unser Körper die fettlöslichen Vitamine A, D, E und K nicht aufnehmen. Wenn Sie Möhren knabbern, sollten Sie immer ein bisschen Fett, Butter oder Öl mit dazu essen. Ansonsten kann Ihr Körper das in den Möhren enthaltene Beta-Carotin, eine Vorstufe des Vitamins A, nicht aufnehmen.

Nahrungsfette sind die energiedichtesten aller Nährstoffe. Ein Gramm Fett versorgt uns mit mehr als doppelt so viel Kalorien beziehungsweise Energie wie die gleiche Menge Kohlenhydrate oder Eiweiß.

- 1g Fett = 9kcal
- 1g Kohlenhydrate = 4kcal
- 1g Eiweiß = 4kcal

Die Blutzuckerwerte ändern sich nicht, wenn wir Fett essen. Der Körper benötigt dafür kein Insulin. Ist das jetzt ein Plädoyer für uneingeschränkten Fettkonsum? Natürlich nicht, denn wie immer kommt es auf die Menge an. Aber auch eine fettarme Ernährung bringt für Menschen mit Diabetes keinen Nutzen.

Biochemisch betrachtet, lassen sich Nahrungsfette in drei Gruppen einteilen:

- gesättigte Fettsäuren: enthalten vor allem in Kokosfett, in Milchprodukten und in Fleisch und Wurstwaren
- einfach ungesättigte Fettsäuren: besonders in Oliven- und Rapsöl, Haselnüssen, Avocados, Mandeln
- mehrfach ungesättigte Fettsäuren: bekannt sind vor allem Omega-3- und Omega-6-Fettsäuren

In der Regel finden sich in jedem fetthaltigen Nahrungsmittel unterschiedliche Mischungen an Fettsäuren. Olivenöl hat zum Beispiel einen Anteil von 15 Prozent an gesättigten, 75 Prozent an ungesättigten und 10 Prozent an mehrfach ungesättigten Fettsäuren. Die gesättigten und einfach ungesättigten Fettsäuren werden hauptsächlich zu Energie verbrannt und können vom Körper auch selbst hergestellt werden. Das ist bei den mehrfach ungesättigten Fettsäuren nicht möglich. Wir können sie nur über die Nahrung aufnehmen.

Keine Angst vor Fetten

„Fettarm essen" war viele Jahre das Mantra in der Ernährungsmedizin. Das Fettverbot galt für Menschen ohne Diabetes genau wie für Menschen mit Diabetes. Inzwischen ist erwiesen, dass eine fettarme Ernährung weder vor Herz- noch vor Stoffwechselerkrankungen schützt. Auch Menschen mit Diabetes, vor allem den übergewichtigen, rieten Ärzte früher, möglichst fettreduzierte Nahrung zu bevorzugen. Mit sehr bescheidenem Erfolg, denn viele Betroffene wurden mit diesen Empfehlungen dicker und erreichten auch keine besseren Glukosewerte.

Einen Freispruch erhalten gesättigte Fettsäuren, die hauptsächlich tierischen Ursprungs sind. Sie erhöhen nach neuesten Erkenntnissen nicht das Risiko für Herz-Kreislauf-Erkrankungen oder das Sterberisiko. Noch ungeklärt ist dagegen die Gefährlichkeit der sogenannten Transfettsäuren, die bei der industriellen Härtung von raffinierten Pflanzenölen entstehen. Sie stehen im Verdacht, Herz-Kreislauf-Erkrankungen und Leberverfettung zu fördern. Transfette erkennen Sie auf den Verpackungen an „pflanzliches Fett, teilweise gehärtet".

Es klingt logisch: Wer wenig Fett, also wenig Energie, aufnimmt, muss sich anderswo schadlos halten, um satt zu werden. Und greift stattdessen bei Brot, Nudeln, Kartoffeln und Reis kräftig zu. Bei Menschen mit Diabetes steigen dann die Blutzuckerwerte an. Das kann Ihnen mit Butter, Käse und Schinken nicht passieren. Viele Speisen schmecken mit ein wenig Fett auch besser als ohne, zum Beispiel, indem Sie sie mit einem Schuss Olivenöl, einem Klecks Butter oder etwas Sahne verfeinern. Bei Menschen mit Diabetes steigen dann die Blutzuckerwerte an.

Zum Problem wird Fett allerdings, wenn Sie es in größeren Mengen zusammen mit vielen Kohlenhydraten essen. Dann drückt sich die energiereiche Kost in zusätzlichen Pfunden aus. Die Gesamtmenge der Kalorien ist entscheidend – behalten Sie daher Ihre Kalorienbilanz im Blick (siehe S. 26).

Fettbewusst essen

Wie sieht also die neue Küche aus, in der Fett ganz selbstverständlich dazugehört? Achten Sie in erster Linie auf die Qualität der Produkte. Eine gute Butter wäre zum Beispiel einer billigen Margarine vorzuziehen, die aus einem Gemisch aus Ölen, Wasser, Magermilch, Säuerungsmitteln und Emulgatoren besteht. Halten Sie sich möglichst von entfetteten Light-Lebensmitteln fern. Sie sind fast immer mit Zucker und sonstigen Zusatzstoffen vollgestopft, um einen besseren Geschmack zu erzielen.

→ Was wir an Fett brauchen

Die erforderliche Menge pro Tag ist höchst unterschiedlich. Etwa täglich 60 g Fett für Frauen und 80 g für Männer. Das sind ungefähr 30 % der nötigen Energiezufuhr, wenn man nur mäßig körperlich aktiv ist.

Fettgehalt einzelner Lebensmittel

	Portion	Kilokalorien	Fett (g)
Oliven-, Erdnuss-, Rapskernöl	12 g, 1 EL	106	12
Backmargarine	10 g	71	8
Süßrahmbutter	20 g	148	17
Walnüsse	5 St., 20 g	143	14
Gouda, 40 % F. i. Tr.	30 g	90	7
Salatmayonnaise 50% Fett	1 EL, ca. 25 g	120	13
Schlagsahne	100 g	303	32
Lachs	150 g	270	17

Quelle: Quelle: Deutsche Gesellschaft für Ernährung, Nährwertberechnungsprogramm

Besonders wichtig sind die mehrfach ungesättigten Fettsäuren. Omega-3-Fettsäuren sind hier die Könige. Sie werden zum Beispiel von jeder Zelle benötigt, um Zellmembranen (Zellhüllen) aufzubauen. Wichtig sind sie auch für die Nervenzellen im Gehirn. Dort sorgen sie dafür, dass alle Prozesse reibungslos funktionieren können.

Eine gute Quelle solcher Fettsäuren ist fetter Fisch wie Hering, Lachs, Thunfisch und Makrele. Pflanzliche Omega-3-Fettsäuren finden sich in geringerem Maße auch in Leinöl und Leinsamen sowie in Rapsöl, Hanfsamen und Walnusskernen. Je flüssiger ein Fett ist, desto höher ist auch der Anteil an ungesättigten Fettsäuren. So besteht zum Beispiel Rapsöl zu fast 90 Prozent aus ungesättigten Fettsäuren. Das sehr kompakte Kokosfett hat dagegen bis zu 90 Prozent gesättigte Fettsäuren.

Der Körper braucht auch Omega-6-Fettsäuren, die sich in tierischen Produkten finden sowie in Getreide, Sonnenblumen-, Maiskeim- oder Sojaöl. Viele Ernährungswissenschaftler bemängeln allerdings, dass wir aktuell zu viel von dieser Fettsäure essen. Sie soll stille Entzündungsprozesse im Körper befördern. Wenn Sie sich aber abwechslungsreich und ausgewogen ernähren, müssen Sie sich keine Sorgen machen.

Satt mit Proteinen

Eiweiß ist für Menschen mit Diabetes ideal. Es macht genauso satt wie Fett, hat aber weniger Kalorien.

In Ihrem Speiseplan sollten Proteine, umgangssprachlich Eiweiß, einen prominenten Platz einnehmen. Erstens erhöhen sie den Blutzucker nicht. Zweitens können sie beim Gewichtabnehmen eine prima Hilfe sein.

Neben Kohlenhydraten und Fetten zählen Proteine zu den drei Hauptnährstoffen. Vereinfacht ausgedrückt, liefern sie das Baumaterial für den Körper. So bestehen Muskeln zum großen Teil aus Proteinen, genauso wie Haare und das Gehirn. Proteine regulieren Bau, Funktion und Stoffwechsel aller lebenden Zellen und Gewebe. Sie sind der Baustoff

- für Zellen und Gewebe (Muskelfasern, Blut, Organe),
- für Enzyme (Regulierung des Stoffwechsels),
- für Hormone (z. B. Insulin zur Senkung des Blutzuckerspiegels),
- für Antikörper zur Abwehr von Krankheitserregern,
- für Transportsubstanzen (wie für Nährstoffe, fettlösliche Vitamine, Eisen).

Wenn wir noch genauer auf Proteine schauen, sehen wir, dass sie wiederum aus sogenannten Aminosäuren aufgebaut sind. Unser Körper braucht 20 Aminosäuren, wobei er acht nicht selbst herstellen kann. Diese sogenannten essenziellen Aminosäuren müssen wir mit der Nahrung aufnehmen.

Der Eiweißstoffwechsel im Körper läuft ständig auf Hochtouren. Circa 300 g Eiweiß baut unser Körper täglich auf und ab. Daher gibt es auch, anders als bei Kohlenhydraten und Fetten, kein Depot im Körper, um Aminosäuren auf Vorrat zu speichern. Bei den Brennvorgängen – Aminosäuren werden zu Energie verbrannt –, geht auch etwas Eiweiß verloren. Bei einer ausgewogenen Ernährung bekommen Sie aber immer ausreichend Protein, um die geringen Eiweißverluste auszugleichen.

Eiweiße finden sich sowohl in tierischen als auch in pflanzlichen Nahrungsmitteln. Tierisches Eiweiß steckt unter anderem in Fleisch, Fisch, Eiern und Milch, pflanzliches Eiweiß zum Beispiel in Samen, Pilzen, Getreide, Nüssen und Hülsenfrüchten.

Mehr Proteine wagen

Nach diesem Schnellgalopp durch die Proteine werden Sie sich fragen, welche besonderen Vorteile Eiweiße für Menschen mit Diabetes haben. 1 g Eiweiß hat 4 kcal, genau so viel wie 1 g Kohlenhydrate, aber um mehr als die Hälfte weniger Kalorien als 1g Fett. Wenn Sie also abnehmen wollen, ist eine kalorienreduzierte und gleichzeitig eiweißreiche Diät eine gute Idee. Studien weisen darauf hin, dass derartige Diäten besser durchgehalten werden, denn: Proteine machen länger satt, weil der Magen länger voll bleibt, sodass es zu weniger Heißhungerattacken kommt. Bei proteinreicher Nahrung essen viele Menschen daher auch weniger Kohlenhydrate. Allerdings sind solche Untersuchungen mit Vorsicht zu genießen, denn es gibt wenige Studien, die über einen längeren Zeitraum als ein oder zwei Jahre gelaufen sind.

Probieren Sie aus, ob und wie viel Eiweißprodukte Sie essen mögen. Auf keinen Fall sollte Ihre Nahrung jetzt überwiegend aus Proteinen bestehen. Vielleicht passt es, wenn Sie hier und da das Brot durch Käse und Quark ersetzen. Oder Sie essen weniger Kartoffeln, dafür mehr Pilze und Gemüse.

Auch der HbA1c-Wert, der Langzeitzuckerwert, lässt sich mit viel Protein und weniger Kohlenhydraten in der Nahrung leicht senken. Das legen zumindest die Ergebnisse von Studien nahe, bei denen die Teilnehmer zudem kalorienreduziert aßen. Das galt für Studien mit einer kurzen Dauer. Liefen die Studien allerdings über einen längeren Zeitraum, schwanden die guten Effekte auf den Blutzuckerspiegel wieder.

Erfolg stellt sich nur ein, wenn Sie Ihre Ernährung vorsichtig und in kleinen Schritten ändern. Und es muss Ihnen schmecken!

Die folgenden Vorteile hat es, wenn Sie künftig mehr Eiweiße auf Ihren Teller legen:

- **Kalorien einsparen.** Eiweiß hat im Gegensatz zu Fett weniger Kalorien.
- **Blutzuckerspiegel** steigt anders als bei Kohlenhydraten nicht an.
- **Proteine machen satt.** Der Magen bleibt länger voll.

Gut essen mit Proteinen

Sind Kohlenhydrate, Fette und Eiweiß in der Nahrung ausgewogen verteilt, bekommt unser Körper auch die Proteinmengen, die er braucht. Ernährungsfachleute empfehlen – abhängig von Körpergröße, Alter und Gewicht – ein knappes Gramm (0,8) Protein pro Kilogramm Körpergewicht und Tag. Wer zum Beispiel 70 Kilogramm wiegt, kann etwa 70 bis 84 Gramm Eiweiß täglich verzehren. Planen Sie am besten zu jeder Mahlzeit etwas Eiweiß ein. Dann brauchen Sie nicht in irgendeiner Tabelle nachzuschlagen, ob Sie Ihre tägliche Proteinration schon erreicht haben. Der Eiweißgehalt einzelner Lebensmittel, umgerechnet in Prozent beträgt bei:

- Fisch, Fleisch zwischen 13 und 30 Prozent
- Hülsenfrüchten (Erbsen, Linsen, Bohnen, Kichererbsen) zwischen 5–10 (gekocht) und 24 Prozent (trocken)
- Quark ca. 12 Prozent
- 1 Ei ca. 6–7 Prozent
- Milch ca. 3 Prozent
- Käse, mager, ca. 20 Prozent

Wenn Sie sehr viel Eiweiß auf einmal essen, erhöht sich im Blut kurzfristig die Eiweißkonzentration. Das reizt die Zellen in der Bauchspeicheldrüse, das Hormon Glukagon zu produzieren. Glukagon wirkt blutzuckersteigernd. Es fördert in der Leber den Abbau des Glykogens, des Kohlenhydratspeichers, und die Neubildung von Zucker. Nach einer fleischreichen Grillparty ist es daher möglich, dass sich Menschen mit einem Diabetes Typ 1 spritzen müssen. Bei anderen trifft das nicht zu.

- Nüsse, zwischen 10 und 25 Prozent
- Müsli, Vollkornbrot, Hirse ca. 10 Prozent

Einige eiweißreiche Lebensmittel tierischer Herkunft enthalten viel Fett, Cholesterin und Purine wie zum Beispiel Lamm-, Schweinefleisch oder Wurst. Gerade bei den Purinen sollten Menschen mit Gicht aufpassen: Purine erhöhen die Harnsäurewerte, was schmerzhafte Gichtanfälle auslösen kann. Mit diesen Folgen müssen Sie aber nur rechnen, wenn Sie sehr viel von diesem Fleisch essen.

Tierisch oder pflanzlich?

Strittig ist die Frage, ob tierisches oder pflanzliches Eiweiß besser verträglich ist. Prinzipiell gilt tierisches Eiweiß als höherwertig, weil es den Eiweißstrukturen unseres Körpers mehr ähnelt. Der Fachbegriff lautet „biologische Wertigkeit". Der Körper muss bei tierischen Proteinen wenig eigene Stoffe zusetzen, um eine optimale Kombination von Aminosäuren zu erreichen. Unter diesem Aspekt betrachtet, sind Pflanzenproteine unvollständiger.

→ Achtsam bei veganer Ernährung

Aufpassen auf Ihre Eiweißversorgung sollten Menschen, die sich rein pflanzlich ernähren, also komplett auf tierische Lebensmittel verzichten. Gute Eiweißlieferanten sind zum Beispiel Hülsenfrüchte wie Bohnen, Linsen und Erbsen. Ist die vegane Ernährung eher einseitig, bekommen Veganer unter Umständen zu wenig Proteine. Bei Vegetariern ist das nicht der Fall.

Die Qualität von Lebensmitteln wird aber noch durch andere Faktoren bestimmt, wie etwa den Gehalt an Vitaminen, Fetten, Mineralstoffen und Kohlenhydraten. Hier haben pflanzliche Proteine die Nase vorn. Um den Cholesterinspiegel müssen Sie sich bei ihnen jedenfalls keine Sorgen machen.

Proteingehalt von Lebensmitteln

Lebensmittel	Eiweißgehalt in g	Lebensmittel	Eiweißgehalt in g
Rindfleisch (mager), 125 g	21 bis 28	Nudeln ohne Ei, 50 g	6
Wurst, 30 g	3 bis 5	Roher Reis, 30 g	2
		Weiße Bohnen, 100 g	21
Kuhmilch, 200 ml	7	Linsen (getrocknet), 60 g	14
Joghurt, 150 g	5 bis 6	Kartoffeln (gekocht), 200 g	4
Quark (20% Fett), 100 g	12	Gemüse, 200 g	2 bis 8
Weichkäse, 30 g	6	Obst, 125 g	1
Hartkäse, 30 g	9	Haselnuss, 15 g	2
1 Ei, 60 g	7	Walnuss, 20 g	3
Roggenmischbrot, 45 g	3	Leinsamen, 20 g	4
Haferflockenkeks, 10 g	1		

Quelle: Deutsche Gesellschaft für Ernährung, Nährwertberechnungsprogramm

Außerdem haben Pflanzen generell eine niedrigere Energiedichte als tierische Nahrungsmittel. Sprich, sie besitzen weniger Kalorien. Für immer mehr Menschen ist es auch wichtig, woher ihre Lebensmittel stammen und wie sie angebaut werden, auch das betrifft tierische wie pflanzliche Lebensmittel gleichermaßen. Doch das spielt hier bei der Frage nach der Wertigkeit weniger eine Rolle.

Eine gesunde Aufteilung zwischen pflanzlichen und tierischen Proteinen könnte zum Beispiel folgendermaßen aussehen:

- **ein Drittel tierisches Eiweiß:** dabei eher auf verarbeitetes Fleisch wie Wurstwaren verzichten und eher Fisch und helles Fleisch als rotes Fleisch verzehren
- **zwei Drittel pflanzliches Eiweiß:** Getreide, Kartoffeln, Tofu

Die richtigen Durstlöscher

In vielen Getränken finden sich eine Menge Kohlenhydrate. Hier haben Sie einen guten Hebel, um Ihre Blutzuckerwerte günstig zu beeinflussen.

Dem amerikanischen Schriftsteller Mark Twain wird das folgende Zitat zugeschrieben: „Man kann die Erkenntnisse der Medizin auf eine knappe Formel bringen: Wasser, mäßig genossen, ist unschädlich." Für Menschen mit Diabetes ist Wasser ein prima Durstlöscher, weil es völlig frei von Kohlenhydraten ist. Auch Kaffee und Tees können Sie unbesorgt trinken. Aber wie sieht es mit Schorlen, Fruchtsäften und Alkohol aus?

Vom Wasser und allerlei Säften

Fruchtsäfte gelten als gesunde Durstlöscher, weil sie zu 100 Prozent aus Früchten hergestellt werden. Aber neben ihren Vitaminen enthalten Säfte auch reichlich Kohlenhydrate. Den Spitzenplatz im Zuckerranking nimmt der Traubensaft ein. In einem Glas mit 200 ml Inhalt kommen sage und schreibe 30 g Kohlenhydrate zusammen.

Bei Obstsäften sollten Sie daher vorsichtig sein, denn sie haben einen ähnlich hohen Kohlenhydratgehalt wie sogenannte Softdrinks und außerdem viele Kalorien. Neben Fruchtsäften gibt es auch Fruchtnektare und Fruchtsaftgetränke zu kaufen, die wegen des ähnlich klingenden Namens oft mit Fruchtsäften verwechselt werden. Fruchtsaftgetränke enthalten viel Wasser sowie Zucker und andere Süßungsmittel, aber wenig Frucht. Fruchtnektare müssen je nach Art einen bestimmten Mindestanteil an Früchten besitzen, der zwischen 25 und 50 Prozent liegen kann. Zusätzlich enthalten sie Wasser und Zucker.

An heißen Sommertagen sind Schorlen aus kohlensäurehaltigem Wasser und Säften beliebte Durstlöscher. Hier müssen Sie auf das Verdünnungsverhältnis achten. Denn auch im Verhältnis 50 Prozent Apfelsaft zu 50 Prozent Wasser sind es zu viele Kohlenhydrate. Wenn Sie zum Beispiel eine Saftschorle aus 100 ml Saft und 100 ml Wasser trinken, haben Sie gleichzeitig auch drei Stück Würfelzucker verspeist. Am besten mischen Sie Schorlen selbst. Bei einem Verhältnis von einem Teil Saft zu zwei oder drei Anteilen Wasser schrauben Sie den Zuckergehalt herunter. Wenn es bei einem Glas bleibt, ist das in Ordnung. Trinken Sie davon aber mehrere Gläser über den Tag verteilt, kommen schnell große Menge Zucker zusammen.

Keine Gedanken müssen Sie sich um Leitungswasser machen. Keine Kohlenhydrate,

Zuckergehalt von Fruchtsäften (gerundet)

	Kalorien (kcal)	Kohlenhydrate, g	davon Zucker, g
Apfelsaft, 200 ml	94	22	21
Grapefruitsaft, 200 ml	108	20	20
Johannisbeernektar rot, 200 ml	110	23	23
Kokosnussmilch, 100 ml	10	1	1
Multivitaminsaft, 200 ml	76	16	20
Orangensaft, 200 ml	86	18	17
Traubensaft, rot und weiß, 200 ml	138	31	31
Zitronensaftlimonade, 100 ml	29	7	7

Quelle: Deutsche Gesellschaft für Ernährung, Nährwertberechnungsprogramm

nirgends. Sowohl bei stillem als auch bei Wasser mit Kohlensäure. Auf die Dauer wird Wassertrinken eventuell langweilig. Viele kaufen daher aromatisiertes Wasser oder Wasser mit Geschmack. Doch Vorsicht: Diese Wässerchen sind meist zusätzlich mit Fruktose gesüßt. Eine 0,75-l-Flasche mit 4 g Fruktose auf 100 ml kann auf einen Anteil von 30 g Kohlenhydrate kommen.

Aromatisieren Sie Wasser lieber selber mit Kräutern und etwas Obst. Zum Beispiel mit einigen Zweigen Minze, Zitronenmelisse, mit Bio-Zitrusfrüchten, wenigen Beeren, einem Stück Ingwer oder Gurke.

Schon lange als „Zuckerwasser" verschrien sind Limonaden und Softdrinks wie Cola. Nicht zu Unrecht, denn in einem Glas Cola mit 200 ml Inhalt verbergen sich etwa 20 g Kohlenhydrate. So viel wie sechs Stück Würfelzucker. Aber auch Limonaden zählen zu den Erfrischungsgetränken, zum großen Teil enthalten sie schließlich Wasser. Bei ihnen lohnt sich der Blick auf die Zutatenliste – es gibt tatsächlich auch welche mit geringem Zuckergehalt. Im Allgemeinen liegen die Zuckerwerte aber ähnlich hoch wie bei einem Glas Cola.

Aufpassen sollten Sie auch bei Eistee, der vor allem im Sommer gerne getrunken wird. Die meisten dieser Tees haben reichlich Zucker. In den ganz süßen Produkten verstecken sich pro Glas (200 ml) sieben Würfelzucker. Zudem besitzen sie viele Zusatzstoffe. Selbst gemachter Eistee schmeckt garantiert leckerer und sie können Süßungsmittel sparsam dosieren.

Die Kunst des Pürierens

Smoothies sind ein Verkaufshit, obwohl es sich eigentlich nur um püriertes Obst oder Gemüse handelt. Da der Begriff nicht geschützt ist, werden die Getränke in vielen Variationen angeboten. Manchmal bestehen sie ausschließlich aus Saftkonzentrat statt aus püriertem Obst. Das heißt, Sie zahlen viel Geld für ein Getränk, das nur aus Saft besteht. Smoothies aus 100 Prozent Früchten lassen den Blutzucker natürlich schnell ansteigen. Oftmals mischen die Hersteller in ihre Kreationen auch noch zusätzlich Zucker. Viele Drinks kommen damit locker auf ähnliche Werte wie Softdrinks – rund 13 bis 38 g Zucker sind pro Flasche oder Karton drin, und die sind schnell ausgetrunken. Manche Mischungen sind außerdem kalorienreich. Mit Smoothies, die nur aus Gemüse bestehen, gibt es auf den ersten Blick keine Probleme mit zu hohen Blutzuckerwerten. Aber auch in den grünen Säften verbergen sich oft Zuckerfallen, wenn ihnen Apfelsaft oder Bananenmark zugesetzt ist. Auch hier fahren Sie besser, wenn Sie Smoothies mit Gemüse, Salat, wenig Obst und Wildkräutern selbst kreieren.

Die Milch macht's

In der Werbung wird Milch als Gesund- und Starkmacher gepriesen. Kritiker sehen in ihr eher einen Krankmacher. Aber die Studienlage ist sehr widersprüchlich. Und so gilt auch bei der Milch der bekannte Spruch: Die Dosis macht das Gift. Für Menschen mit Diabetes ist vor allem der Gehalt an Milchzucker interessant. Milchzucker ist von Natur aus in Kuhmilch enthalten.

→ Zum Vergleich

Ein Glas Milch (200 ml) enthält 10 g Kohlenhydrate, so viel wie drei Stücke Vollmilchschokolade. Ein Liter Milch hat 50 g Kohlenhydrate, so viel wie eine Tafel Schokolade mit 100 g Gewicht.

Auch Ziegen- und Schafsmilch haben einen ähnlichen Kohlenhydratgehalt wie Kuhmilch. Es empfiehlt sich also nicht, Milch in großen Mengen zu trinken. Auch flüssige Milchprodukte enthalten Milchzucker. Dazu zählen insbesondere Joghurt, auch Naturjoghurt, Buttermilch, Kefir oder Dickmilch. Feste Lebensmittel wie Quark und Käse sind kaum oder gar nicht blutzuckererhöhend, da im Herstellungsprozess der Milchzucker verloren geht.

Merken Sie sich: Je flüssiger ein Milchprodukt, desto stärker erhöht es den Blutzucker. Feste Milchprodukte wie Käse erhöhen den Blutzucker nicht.

Ein Gläschen in Ehren?

Sich hin und wieder ein Glas Bier oder Wein zu gönnen, ist auch bei Diabetes in Ordnung, wenn Sie einige Regeln beherzigen. Je bewusster Sie Alkohol trinken, desto besser. Außerdem steigert Alkohol den Heißhunger. Gerade bei Diabetes Typ 2 ist es aber

Viele Menschen trinken lieber Soja-, Reis- und Haferdrinks. Doch auch der beliebte Haferdrink enthält in ungesüßter Form relativ viel Zucker – etwa 5g auf 100ml, also circa zwei Würfelzucker. 100ml Sojamilch haben etwa 2 bis 6g Kohlenhydrate, kann je nach Produkt zwischen 3 und 7 g Zucker enthalten. Reismilch: 100ml haben etwa 3g Zucker. Ganz wenig Kohlenhydrate enthält ungesüßte Mandelmilch.

wichtig, nicht an Gewicht zuzulegen. Alkoholische Getränke senken den Blutzucker. Das ist aber nur auf den ersten Blick positiv.

→ Gefährliches Auf und Ab

Der Zucker im Alkohol kann den Blutzucker zunächst ein wenig ansteigen lassen. Dann fällt er aber wieder ab. Weil die Leber aber erst den Alkohol abbauen muss, schafft sie es nicht, Glukose ins Blut zu leiten und den sinkenden Blutzuckerspiegel auszugleichen. Es kann zu einer Unterzuckerung kommen. Je hochprozentiger das Getränk und je mehr davon Sie trinken, desto größer die Gefahr einer Unterzuckerung. Die Gefahr der Unterzuckerung besteht aber nur bei Menschen, welche Sulfonylharnstoffe bzw. Glinide einnehmen oder Insulin spritzen.

Trinken Sie also Alkohol – wenn überhaupt – in Maßen und nie auf nüchternen Magen. Essen Sie dazu immer einige Kohlenhydrate wie Brot, ein paar Kräcker oder Salzstangen.

Wenn Sie Insulin spritzen oder blutzuckersenkende Medikamente wie Sulfonylharnstoffe oder Glinide einnehmen, sollten Sie Ihren Blutzuckerspiegel vermehrt kontrollieren. Bei Alkoholgenuss sollten Sie auf ausreichend Kohlenhydrate achten, vor dem Schlafengehen Ihren Blutzucker messen und in ärztlicher Absprache die Insulindosis am Abend und am darauffolgenden Tag reduzieren.

Und bedenken Sie: Wer Alkohol getrunken hat, vergisst schon mal wichtige Dinge oder verliert die Zeit aus dem Auge. Sie sollten Ihr Blutzuckermanagement daher immer im Blick behalten.

Noch ein Wort zu alkoholhaltigen Bieren. Weil sie einen hohen Malzzuckergehalt haben, kann der Zuckerwert ansteigen, bevor ihn der Alkohol sinken lässt. Daher sollten Sie kein Insulin spritzen und häufiger den Zucker messen. Kohlenhydratarmes oder -reduziertes Bier und Leichtbier besitzt weniger Malzzucker. Den höchsten Gehalt an Malzzucker hat aber alkoholfreies Bier – es treibt den Blutzuckerspiegel schnell nach oben. Auch hier ist Vorsicht geboten.

Rezepte

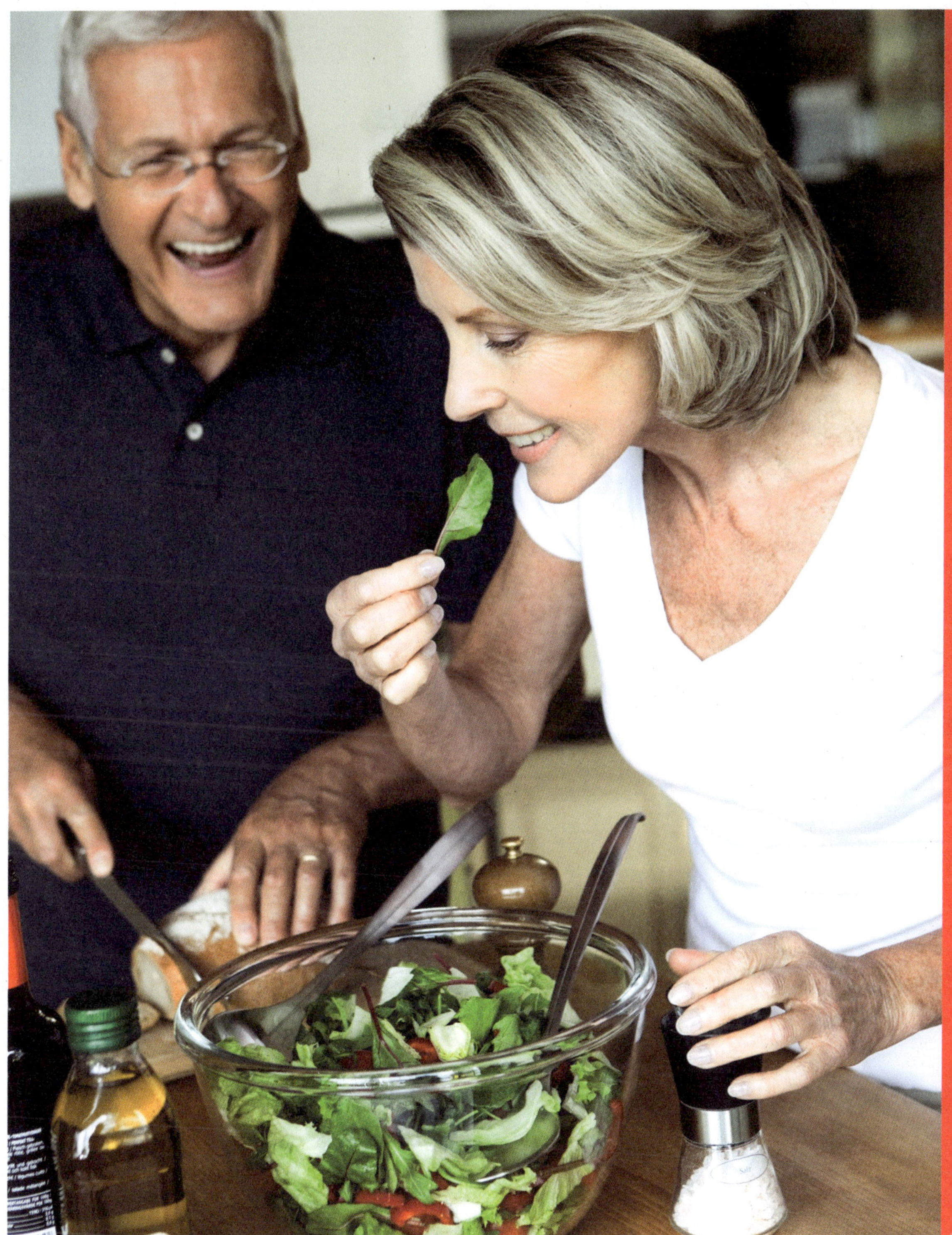

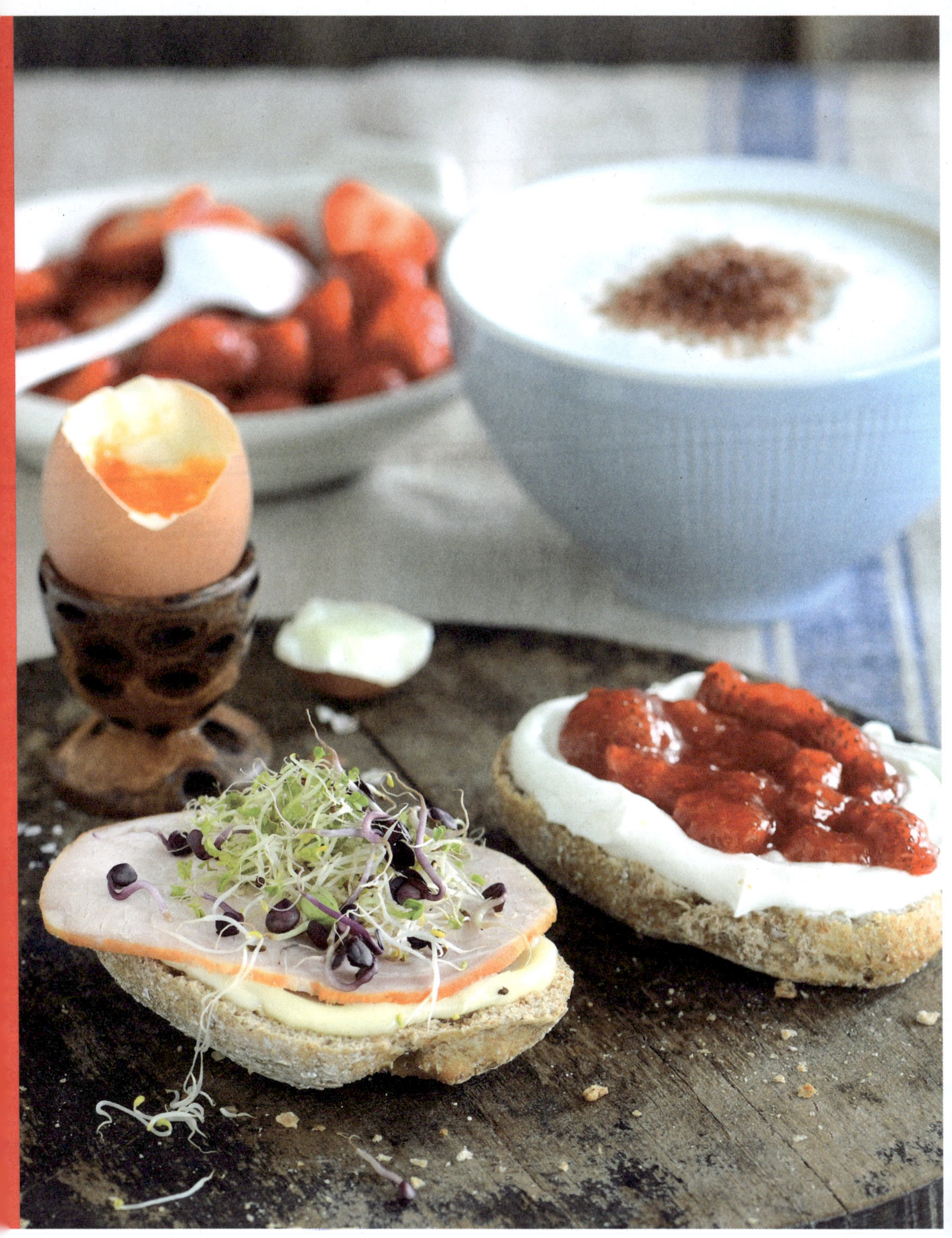

Gut gefrühstückt

Ein kleines süßes Frühstück? Kräftig und sättigend soll es sein? Bei wenigen Mahlzeiten gehen die Vorlieben so auseinander wie beim „Morgenessen". Wählen Sie aus, was zu Ihrem Tagesstart am besten passt – aus Konfitüre oder grünem Quark, Rührei oder warmem Müsli oder vielleicht das Von-allem-etwas-Frühstück.

Frische Himbeerkonfitüre

Für 300 g
250 g Himbeeren
5 EL Orangensaft
2 Tütchen Vanillezucker
4–5 Messlöffel Johannisbrotkernmehl
1 EL Orangenlikör
einige Tropfen flüssiger Süßstoff

1. Die Himbeeren vorsichtig in stehendem Wasser waschen und auf Küchenpapier abtropfen lassen.
2. Himbeeren mit Orangensaft und Vanillezucker in ein hohes Gefäß geben und mit dem Stabmixer pürieren.
3. Johannisbrotkernmehl und Orangenlikör zugeben und noch einmal kurz pürieren.
4. Je nach Geschmack mit flüssigem Süßstoff abschmecken, in ein Schraubglas füllen und im Kühlschrank aufbewahren.

Info: Die frische Himbeerkonfitüre hält im Kühlschrank 1 bis 2 Wochen.
Variante: Für mehr Abwechslung auf dem Frühstücksbrot: Diese Konfitüre schmeckt mit allen vollreifen Sommerfrüchten, Erdbeeren, Stachelbeeren, Heidelbeeren und Johannisbeeren, Pfirsichen, Nektarinen, Aprikosen, Kirschen und Pflaumen.
Zeit: 10 Minuten
Pro Portion (1 gut gehäufter Teelöffel): 13 kcal (54 kJ); 0 g E, 0 g F, 2 g KH, 1 g Bst, 6 TL = 1 BE, 5 TL = 1 KE

Schoko-Maronen-Creme

Für 250 g
50 g Zartbitterschokolade
150 g Maronen (vorgegart, vakuumverpackt)
1 EL Zucker, 1 TL Kakaopulver
4–6 EL Rapsöl
eventuell flüssiger Süßstoff

1. Die Schokolade in einem hohen Gefäß im Wasserbad oder bei kleiner Leistung in der Mikrowelle schmelzen lassen.
2. Maronen, Zucker, Kakao und 4 EL Öl zur Schokolade geben und mit dem Stabmixer sehr fein pürieren.
3. Eventuell mit etwas Süßstoff abschmecken und – wenn notwendig – noch 2 EL Öl und esslöffelweise Wasser zugeben, bis ein streichfähiger Brotaufstrich entstanden ist.
4. Den Brotaufstrich in ein Glas mit Schraubdeckel füllen und im Kühlschrank aufbewahren. Haltbarkeit ca. 2 Wochen.

Zum Frühstück: Brötchen- oder Brothälfte mit einem Esslöffel Schoko-Maronen-Creme bestreichen und mit Fruchtstückchen belegen. Lecker sind zum Beispiel Erdbeeren, Bananen oder Mandarinen.
Info: Diese Creme hat weniger Kalorien und weniger gesättigte Fettsäuren als die beliebte Schokocreme im Glas.
Zeit: 10 Minuten
Pro Portion (1 EL): 55 kcal (231 kJ); 0 g E, 3 g F, 6 g KH, 1 g Bst, 0,5 BE, 0,5 KE

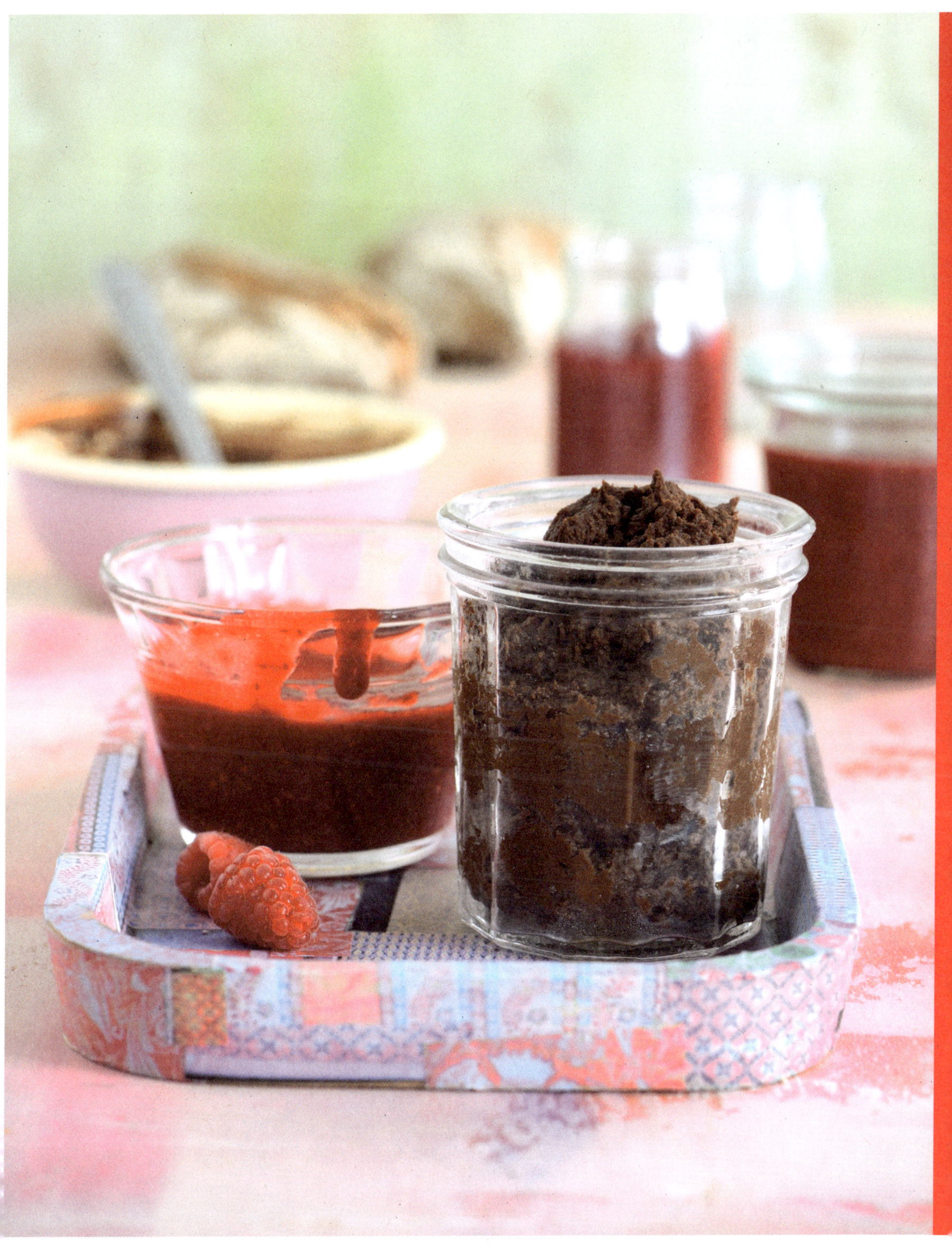

Grüner Quark

Für 6 Portionen
2 Hände voll Kräuter (z. B. Petersilie, Schnittlauch, Kerbel, Basilikum, Rucola)
1 EL Kürbiskerne
250 g Buttermilch- oder Magerquark
4–5 EL fettarme Milch (1,5 % Fett)
Salz, Pfeffer
2 TL Kürbiskernöl

1. Die Kräuter waschen und trockenschütteln. Alle Blättchen abzupfen und fein hacken, den Schnittlauch in feine Röllchen schneiden. Kürbiskerne grob hacken.
2. Den Quark mit Milch glattrühren und mit Salz und Pfeffer würzen.
3. Kräuter, Kürbiskerne und das Kürbiskernöl unterrühren. Zum Aufbewahren in eine Kunststoffdose füllen.

Info: Der Quark schmeckt nicht nur auf Brot. Mit Pellkartoffeln reicht die oben angegebene Menge für 2 Portionen und als Dip zu Gegrilltem für 4 bis 6 Genießer.
Variante: In den Sommermonaten kann man häufig auf dem Wochenmarkt fertige Kräuterbunde für Frankfurter Grüne Sauce kaufen – die sind ebenfalls ideal für den Grünen Quark.
Zeit: 10 Minuten
Pro Portion: 60 kcal (252 kJ); 7 g E, 2 g F, 2 g KH, 0,5 g Bst, 0 BE, 0 KE

Dänische Remoulade

Für 1 Portion
Je 2 Stiele Petersilie und Dill
2 Cornichons oder eine kleine Gewürzgurke
1 kleine Schalotte, 1 EL Salatcreme
1 EL Naturjoghurt (1,5 % Fett)
1 TL Senf, 1 TL Kapern
Salz, Pfeffer, 1 Msp. Currypulver
1–2 TL Zitronensaft
1 Vollkornbrötchen oder 1 Laugenstange
2 kleine Tomaten
½ Beet Kresse

1. Petersilie und Dill waschen, trockenschütteln und fein schneiden. Cornichons abtropfen lassen und fein hacken, Schalotte schälen und sehr fein würfeln.
2. Die Salatcreme mit Joghurt verrühren. Kräuter, Cornichons, Schalotte, Senf und Kapern unterrühren und mit Salz, Pfeffer, Curry und Zitronensaft abschmecken.
3. Brötchenhälften mit Remoulade bestreichen. Tomaten waschen, trockenreiben und in Scheiben schneiden. Mit Kresse bestreut servieren.

Info: Bereiten Sie sich einen kleinen Vorrat zu und bewahren Sie die Reste in einem Schraubglas im Kühlschrank auf. Die Remoulade bleibt etwa 5 bis 6 Tage frisch.
Variante: Auch unter Eierscheiben, Geflügelsülze oder Kasselerbraten schmeckt die Remoulade köstlich.
Zeit: 10 Minuten
Pro Portion: 294 kcal (1 232 kJ); 10 g E, 8 g F, 42 g KH, 8 g Bst, 3,5 BE, 4 KE

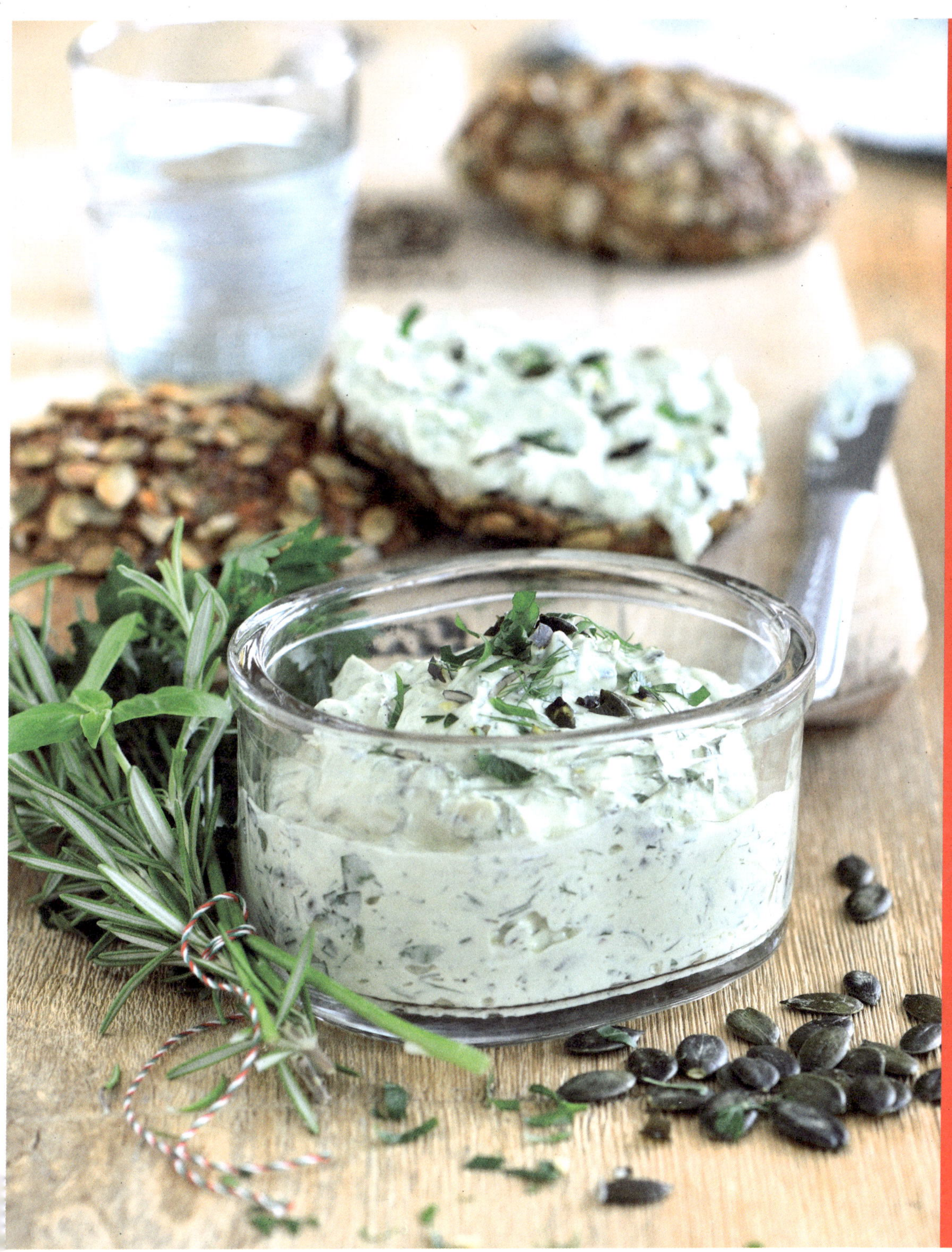

Von-allem-etwas-Frühstück

Für 1 Portion
1 Ei
1 Vollkornbrötchen
1 EL Magerquark
2 TL Fruchtaufstrich
1 gehäufter TL Salatcreme
1 EL kleine Sprossen (z. B. Rettich, Alfalfa)
1 Scheibe Kasseleraufschnitt oder Kochschinken
150 g Erdbeeren oder andere Früchte nach Wahl
100 ml fettarme Milch
200 ml Kaffee
1 Msp. Kakaopulver

1. Das Ei nach Geschmack weich oder wachsweich kochen.
2. Das Brötchen halbieren, eine Hälfte mit Quark und Fruchtaufstrich bestreichen, die andere Hälfte mit Salatcreme bestreichen, die Sprossen daraufgeben und mit Kasseler belegen.
3. Die Erdbeeren waschen, abtropfen lassen und je nach Größe eventuell halbieren oder vierteln.
4. Die Milch erhitzen und aufschäumen, mit dem Kaffee in einen Becher füllen und mit wenig Kakaopulver bestäuben.
5. Brötchen, Ei, Früchte und Kaffee anrichten.

Info: Versuchen Sie statt Kaffee doch mal einen Chai latte: 200 ml Wasser und 100 ml fettarme Milch aufkochen, einen Teelöffel oder einen Teebeutel Chai zugeben und 3 bis 5 Minuten ziehen lassen – duftet nach Zimt, Nelken, Ingwer und Kardamom!
Variante: Das Ei können Sie auch mit 1 bis 2 EL Milch, Salz und Pfeffer verrühren und in einer beschichteten Pfanne ohne Fett stocken lassen. Mit Schnittlauchröllchen servieren.
Zeit: 15 Minuten
Pro Portion: 400 kcal (1 675 kJ); 25 g E, 12 g F, 44 g KH, 7,5 g Bst, 3,5 BE, 4,5 KE

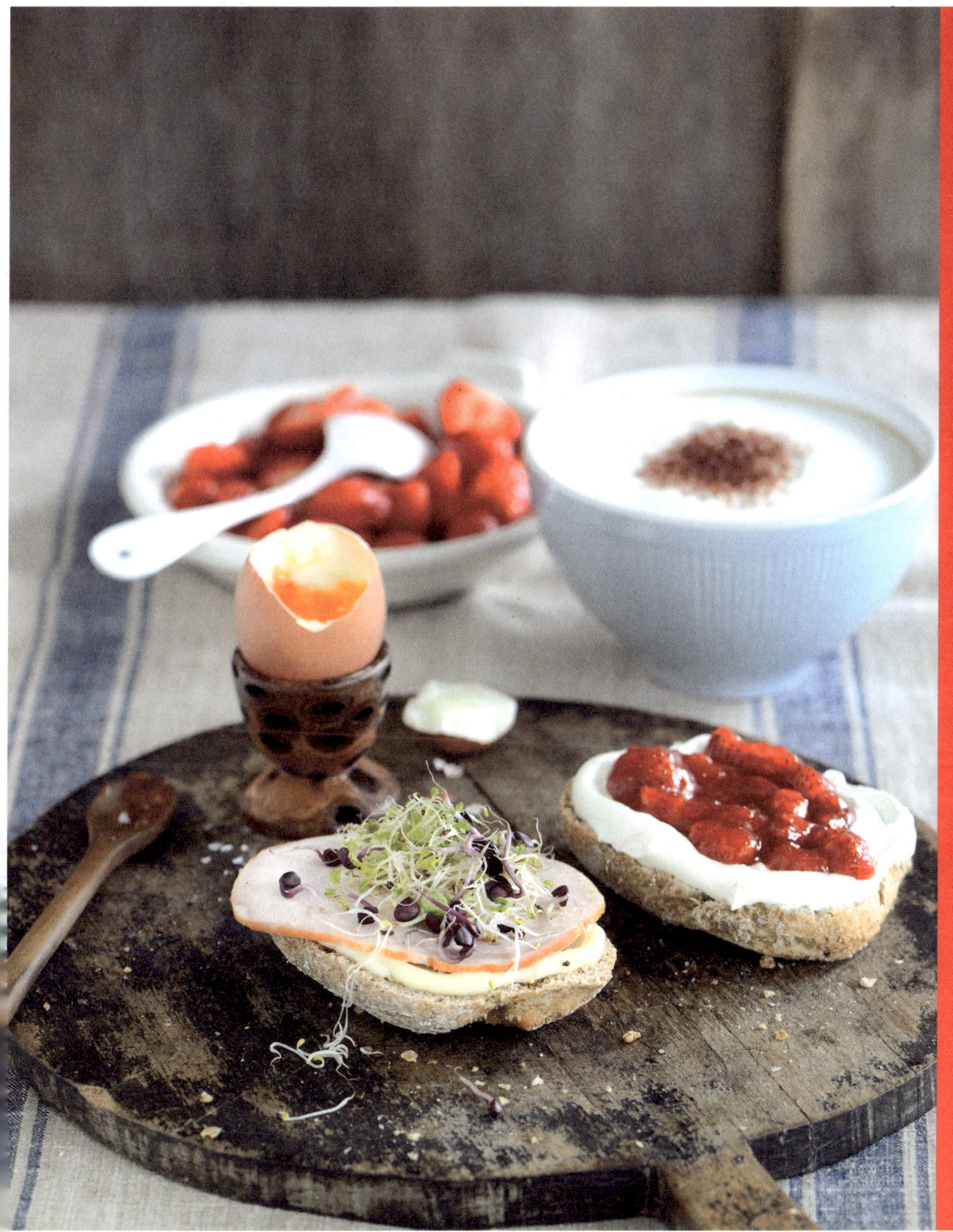

Warmes Schokomüsli

Für 1 Portion
150 ml fettarme Milch
1 TL Kakaopulver, flüssiger Süßstoff
1 EL Haselnüsse
150 g entsteinte Sauerkirschen
40 g Haferflocken
1 EL Haferkleie

1. Milch und Kakao in einem kleinen Topf erhitzen und mit Süßstoff abschmecken.
2. Die Nüsse grob hacken und mit Kirschen, Haferflocken und Kleie in eine Schüssel geben.
3. Die Milch darübergießen und warm genießen.

Info: Der Mix aus Ballaststoffen und Eiweiß hält lange satt.
Variante: Schmeckt auch mit Himbeeren oder Mangostückchen.
Zeit: 5 Minuten
Pro Portion: 363 kcal (1 518 kJ); 15 g E, 13 g F, 44 g KH, 9,5 g Bst, 3,5 BE, 4,5 KE

Buchweizengrütze mit Heidelbeeren

Für 1 Portion
40 g Buchweizengrütze
150 ml fettarme Milch
125 g Heidelbeeren
flüssiger Süßstoff
¼ TL Zimtpulver

1. Buchweizengrütze und Milch in einem kleinen Topf aufkochen, den Topf beiseiteziehen und etwa 10 Minuten quellen lassen.
2. Heidelbeeren waschen, trockentupfen und verlesen.
3. Buchweizengrütze mit Süßstoff und Zimt abschmecken und die Heidelbeeren darübergeben.

Info: Wer es morgens sehr eilig hat, putzt das Obst schon am Vorabend oder verwendet aufgetautes Tiefkühlobst. Logistik-Experten kochen die Grütze auf und gehen dann erst unter die Dusche.
Variante: Die Grütze schmeckt natürlich auch mit Ihrem Lieblingsobst. Wer mag, gibt noch einen Klecks kalten Naturjoghurt auf die Grütze.
Zeit: 15 Minuten
Pro Portion: 255 kcal (1 064 kJ); 9 g E, 4 g F, 45 g KH, 7,5 g Bst, 3,5 BE, 4,5 KE

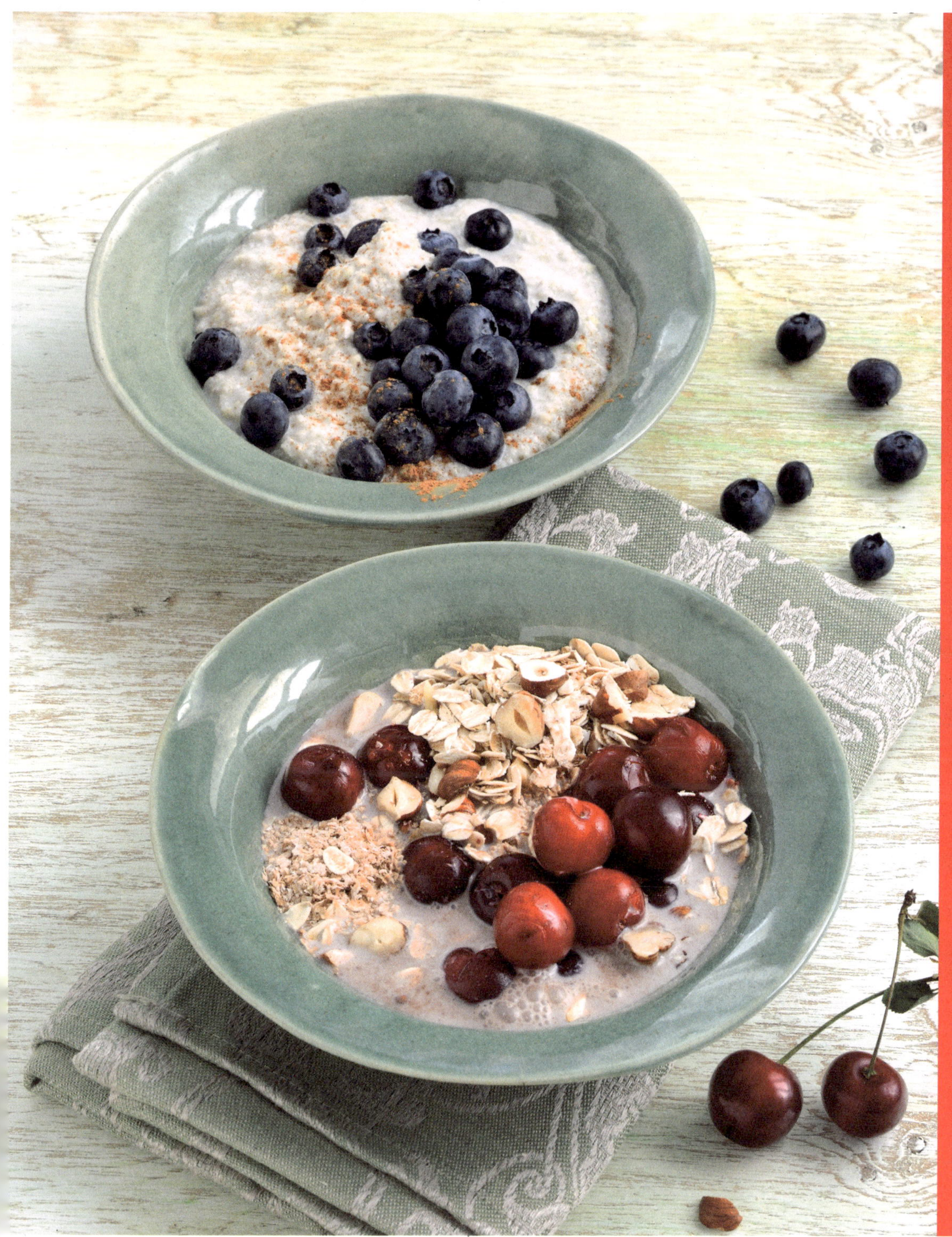

Avocado-Hähnchen-Stulle

Für 2 Portionen
1 kleine Avocado (180 g)
2–3 TL Zitronensaft
Salz, Cayennepfeffer
4 Scheiben Vollkornbrot
40 g kleine Sprossen (z. B. Alfalfa)
100 g gegrillter Hähnchen- oder Putenbrustaufschnitt

1. Die Avocado halbieren, den Stein entfernen und das Fruchtfleisch mit einem Löffel aus der Schale lösen. Avocado mit dem Zitronensaft verrühren und mit Salz und Cayennepfeffer herzhaft abschmecken. Das Avocadopüree gleichmäßig auf alle 4 Brotscheiben streichen. Die Sprossen daraufstreuen.
2. Die Hähnchenbrust darauflegen und je eine Scheibe Brot mit Avocadopüree darauflegen.
3. Die Scheiben diagonal durchschneiden. Als Snack für unterwegs in eine Brotbox füllen oder ohne viel Druck einzeln in Folie wickeln.

Zeit: 10 Minuten
Pro Portion: 348 kcal (1 456 kJ), 21 g E, 10 g F, 42 g KH, 11 g Bst, 3,5 BE, 4 KE

Krautwraps

Für 1 Portion
1 Wrap (60 g)
2 EL Magerquark
½–1 EL Meerrettich
1 Frühlingszwiebel
70 g Krautsalat (Kühltheke)
70 g Kasseleraufschnitt

1. Den Wrap nach Packungsanweisung erwärmen.
2. Quark und Meerrettich verrühren und den Wrap damit dünn bestreichen. Die Frühlingszwiebel waschen, trockenreiben, in Ringe schneiden und daraufstreuen.
3. Den Krautsalat mit einer Gabel aus der Marinade heben, sodass die Flüssigkeit etwas abtropft, und auf den Wraps verteilen.
4. Kasseleraufschnitt darauflegen, die beiden Seiten vom Wrap einschlagen und fest aufrollen. Den Wrap in Pergamentpapier wickeln, die Enden wie Bonbonpapier zudrehen.
5. Zum Essen den Wrap mit dem Papier halb durchschneiden und das Papier beim Essen nach und nach abziehen.

Variante: Verwenden Sie mageren Aufschnitt nach Geschmack für den Wrap: Putenbrust, Kochschinken oder Schinkensülze schmecken in der Kombination mit dem saftigen Krautsalat. Wer keinen Meerrettich mag, nimmt die gleiche Menge Senf oder Tomatenmark.
Zeit: 10 Minuten
Pro Portion: 390 kcal (1 634 kJ); 25 g E, 11 g F, 46 g KH, 4 g Bst, 4 BE, 4,5 KE

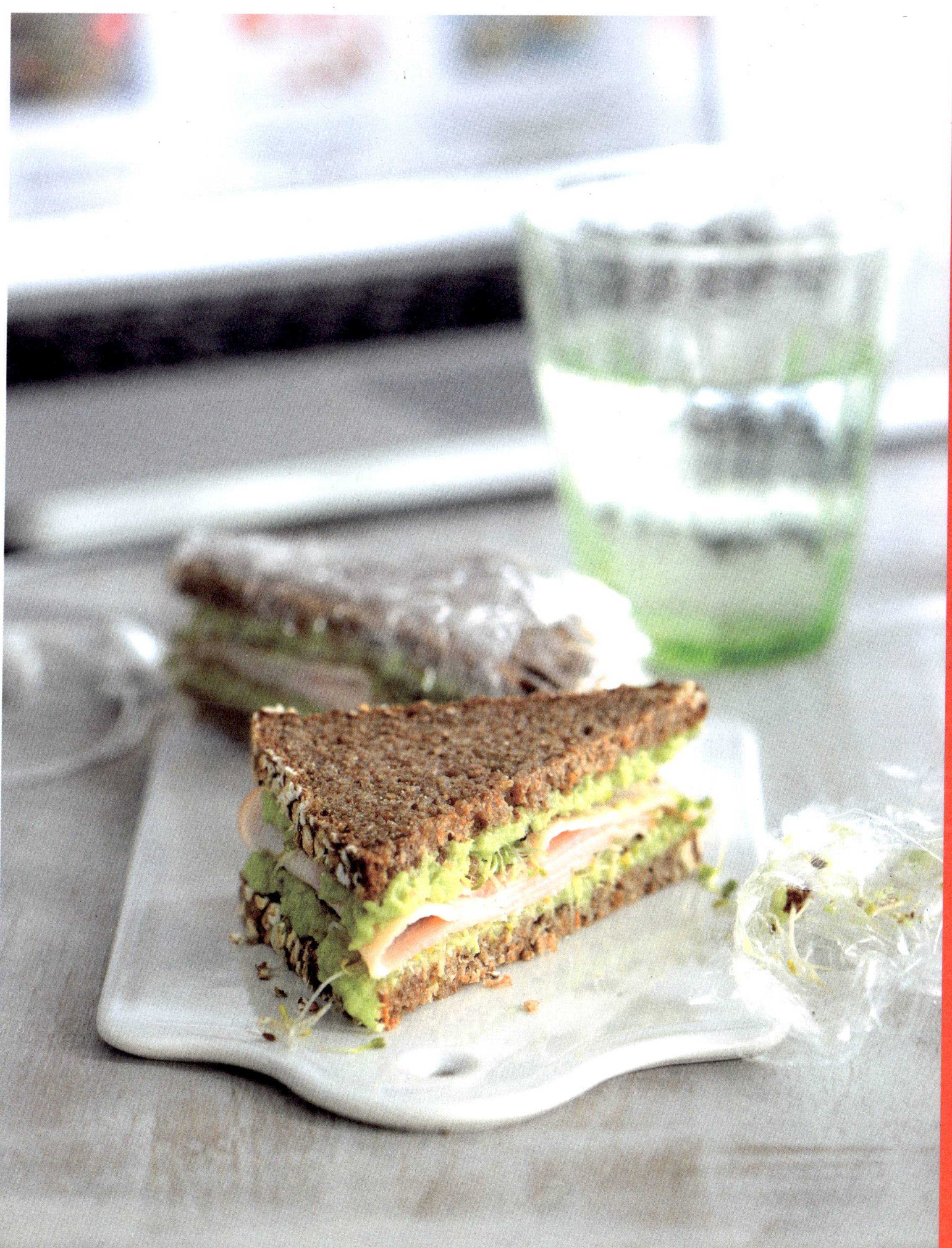

Frischkäse-Lachs-Bagel

Für 1 Portion
1 kleine Handvoll Rucola
½ kleine rote Zwiebel
1 Bagel
30 g Frischkäse (17 % Fett)
1 Scheibe Räucherlachs oder Graved Lachs (30 g)

1. Rucola waschen, trockenschütteln und fein schneiden. Die Zwiebel schälen und in hauchdünne Scheiben schneiden.
2. Den Bagel halbieren und beide Seiten mit dem Frischkäse bestreichen.
3. Zwiebelringe und Rucola auf der unteren Bagelhälfte verteilen, den Lachs darauflegen und die obere Bagelhälfte darüberlegen. Etwas andrücken und eventuell für unterwegs in eine Brotbox füllen oder in Folie wickeln.

Variante: Wer mag, würzt den Frischkäse mit etwas Meerrettich oder Senf. Und wer morgens noch keine Zwiebeln essen möchte, füllt stattdessen einige Rucolablättchen mehr in den Bagel.
Zeit: 5 Minuten
Pro Portion: 363 kcal (1 521 kJ); 15 g E, 12 g F, 46 g KH, 2 g Bst, 4 BE, 4,5 KE

Schinkenbrötchen mit Currybanane

Für 1 Portion
1 kleine Banane
Salz, ½ – 1 TL mildes Currypulver
1 kleine Tomate
1 Kürbiskern- oder Sonnenblumenbrötchen
1 Scheibe gekochter Schinken (30 g)
2 Blätter Eisbergsalat

1. Die Banane schälen und mit einer Gabel in einer kleinen Schüssel zerdrücken. Mit wenig Salz und Currypulver würzen. Die Tomate waschen, trockenreiben und in ganz dünne Scheiben schneiden.
2. Das Brötchen halbieren und auf beiden Seiten dünn mit der Bananenpaste bestreichen. Die untere Hälfte mit den Tomatenscheiben und mit dem Schinken belegen.
3. Den Salat in dünne Streifen schneiden, auf dem Schinken verteilen und die obere Brötchenhälfte darüberklappen. Für unterwegs in eine Brotbox geben oder in Folie einwickeln.

Variante: Mit Putenbrust oder Kasseleraufschnitt belegen.
Zeit: 5 Minuten
Pro Portion: 1 347 kcal (1 454 kJ); 8 g E, 8 g F, 48 g KH, 6,5 g Bst, 4 BE, 5 KE

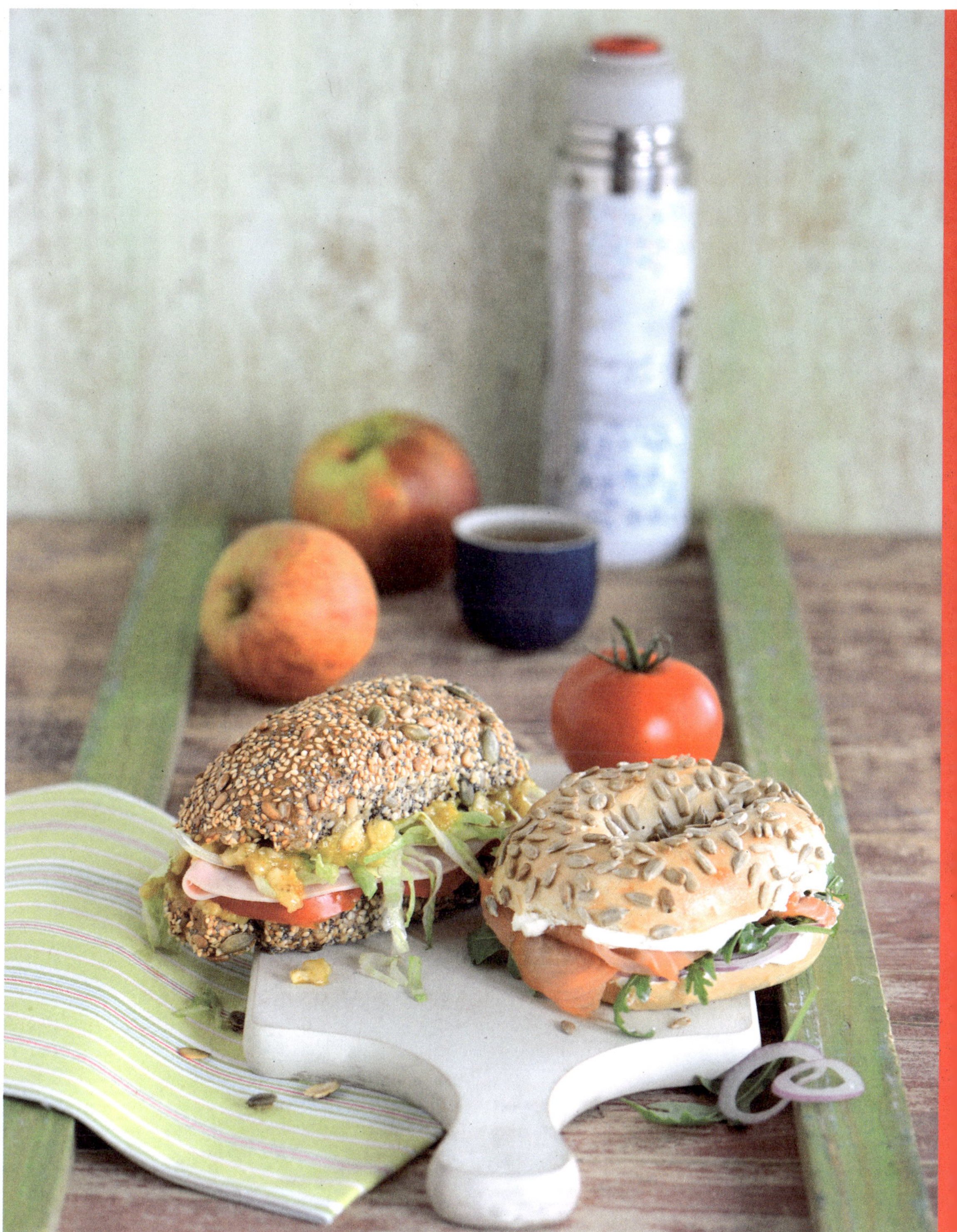

Zucchini-Fritters mit Lachs

Für 6 Stück
300 g Zucchini
2 Frühlingszwiebeln
½ Bund Dill
1 Ei
1 EL Weizenkleie
40 g Mehl
Salz, Pfeffer
1 Zitrone (unbehandelt)
1 Stück Salatgurke (100 g)
150 g Buttermilch- oder Magerquark
2–3 EL Mineralwasser
2 EL Rapsöl
150 g Räucherlachs

1. Zucchini waschen, trockenreiben und grob raspeln. Die Frühlingszwiebeln waschen, Wurzelansatz abschneiden und in Ringe schneiden. Dill waschen, trockenschütteln, die feinen Fähnchen hacken.
2. Zucchini, Frühlingszwiebeln, Dill, Ei, Weizenkleie und Mehl in eine Schüssel geben und verrühren, dabei mit Salz und Pfeffer würzen.
3. Die Zitrone waschen, trockenreiben und 1 TL Schale fein abreiben. Die Gurke schälen, die Kerne mit einem Teelöffel herauskratzen und die Gurke fein würfeln.
4. Den Quark mit Mineralwasser glattrühren, Gurkenstückchen, 1 bis 2 Esslöffel Zitronensaft und -schale unterheben, mit Salz und Pfeffer würzen.
5. Das Öl in einer beschichteten Pfanne erhitzen und bei mittlerer Hitze 6 kleine Puffer von jeder Seite 3 bis 4 Minuten goldbraun braten.
6. Zucchinipuffer mit Räucherlachs und dem Gurken-Zitronen-Quark servieren.

Info: Als leichtes Abendessen reicht die Menge für 2 Portionen.
Zeit: 30 Minuten
Pro Stück: 155 kcal (645 kJ); 13 g E, 7 g F, 8 g KH, 1,5 g Bst, 1 KE, 0,5 BE

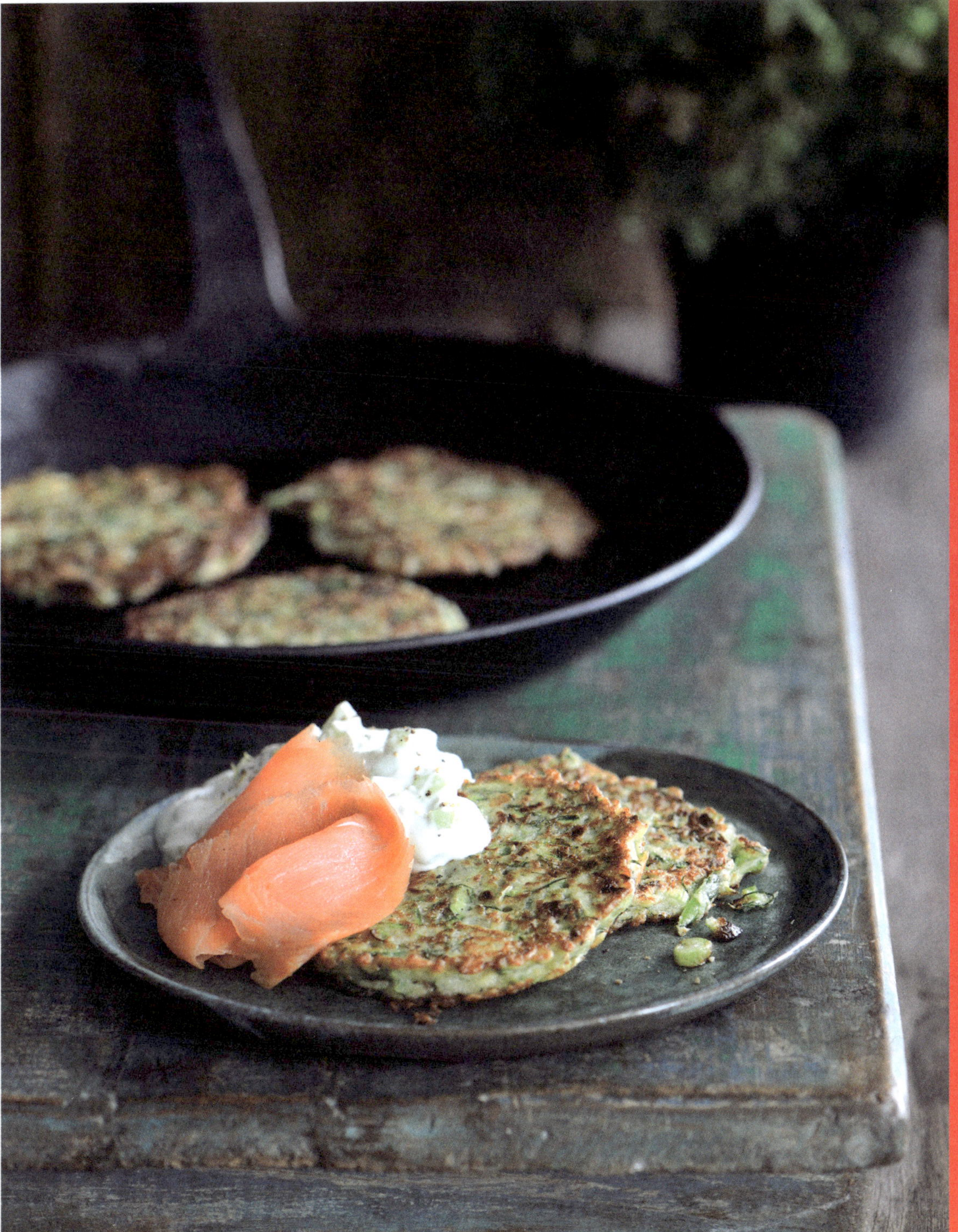

Tatarbrot mit Radieschensalat

Für 2 Portionen
1 Bund Radieschen
1 Bund Schnittlauch
1 EL Weinessig, Salz, Pfeffer
1 EL Kapern (Glas)
200 g Beefsteakhack (Tatar, Schabefleisch)
1 Eigelb (sehr frisch), Worcestersauce
2 große Scheiben Bauernbrot
1–2 TL Senf
1 kleine rote Zwiebel
4 TL Kürbiskernöl

1. Radieschen waschen und in dünne Scheiben schneiden. Schnittlauch in Röllchen schneiden und mit den Radieschen und dem Essig mischen. Mit Salz und Pfeffer würzen und in zwei Schalen verteilen.
2. Die Kapern grob hacken und mit Tatar, Eigelb, einigen Spritzern Worcestersauce und Pfeffer vermengen. Die Brotscheiben mit dem Senf bestreichen, das Tatar darauf verteilen.
3. Die Zwiebel schälen, in sehr dünne Ringe schneiden und auf dem Tatarbrot verteilen. Das Kürbiskernöl über die Radieschen träufeln und zusammen servieren.

Info: Wer kein rohes Eigelb essen möchte, mischt einen halben Esslöffel Rapsöl unter das Beefsteakhack.
Variante: Manch einer liebt Tatar mit Kaviar und Anchovis – probieren Sie es.
Zeit: 30 Minuten
Pro Portion: 340 kcal (1 423 kJ); 26 g E, 12 g F, 30 g KH, 5,5 g Bst, 2,5 BE, 3 KE

Tomatenrührei mit Krabben

Für 2 Portionen
1 kleine Fleischtomate (100 g)
3 Eier
6 EL fettarme Milch
1 EL Sojamehl (entfettet)
Salz, Pfeffer, Paprikapulver
1 EL Rapsöl
2 Scheiben Bauernbrot
100 g Krabben
1 Kästchen Kresse

1. Die Tomate waschen, trockenreiben und den Stielansatz herausschneiden. Das Fruchtfleisch würfeln.
2. Eier, Milch und Sojamehl verrühren, mit Salz, Pfeffer und etwas Paprikapulver würzen.
3. Das Öl in einer beschichteten Pfanne erhitzen und die Eiermasse zugeben, die Tomatenwürfel daraufstreuen. Bei milder Hitze stocken lassen, ab und zu das Rührei mit einem Pfannenwender zur Mitte schieben, bis das Ei fest ist und die Oberfläche glänzend.
4. Die Brotscheiben auf zwei Teller legen, das Rührei darauf verteilen. Die Kresse vom Beet schneiden und mit den Krabben auf dem Rührei verteilen.

Info: Durch das Sojamehl bekommt das Rührei einen besonders vollen Geschmack.
Variante: Versuchen Sie das Rührei mal mit geräucherten Forellenfilets oder Lachs. Statt Kresse können Sie ebenso gut Schnittlauch, Dill, Petersilie oder Kerbel verwenden.
Zeit: 15 Minuten
Pro Portion: 362 kcal (1 512 kJ); 27 g E, 15 g F, 28 g KH, 5 g Bst, 2 BE, 3 KE

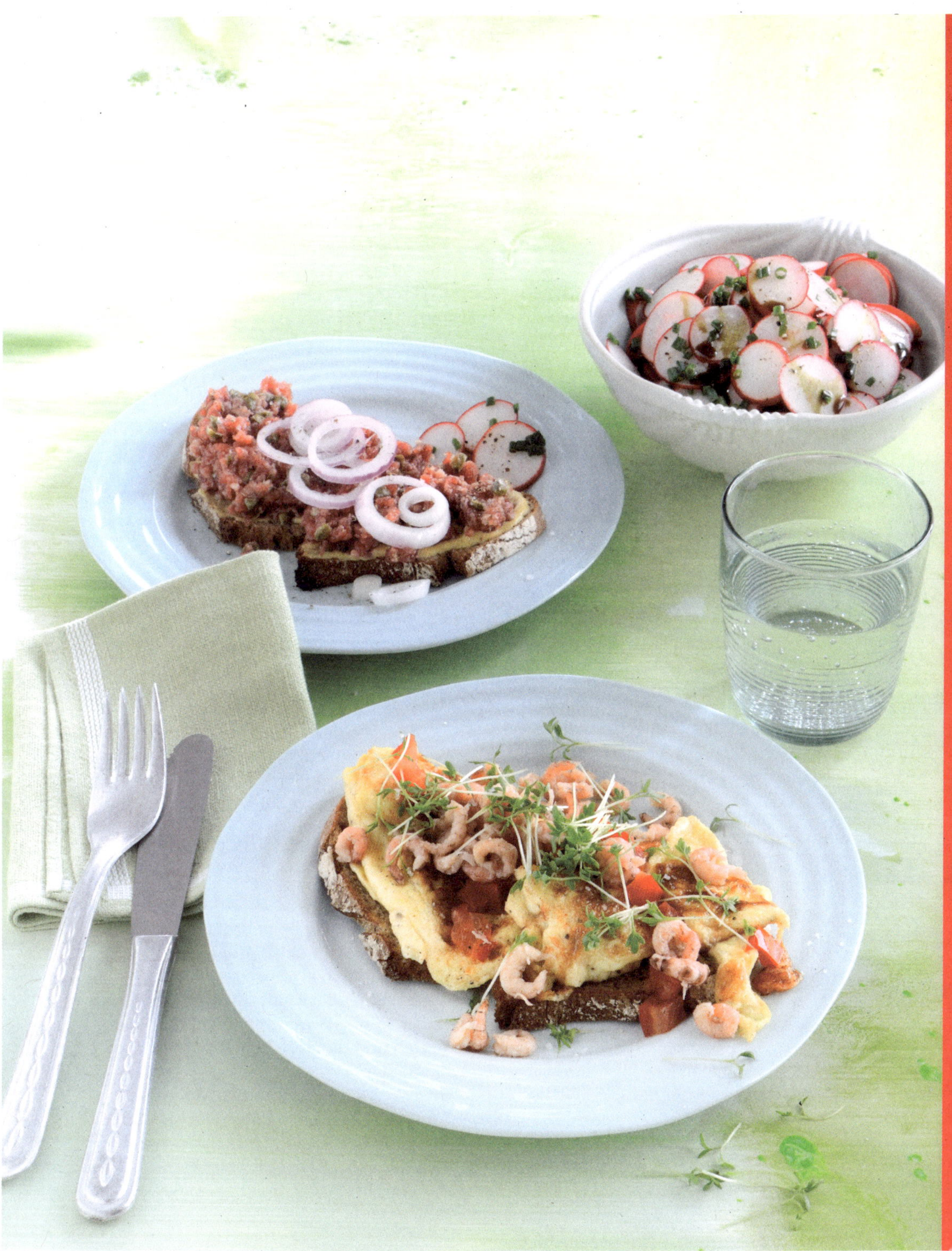

Buttermilchpfannkuchen mit Blaubeeren

Für 2 Portionen
½ Vanilleschote
150 g Buttermilch- oder Magerquark
2–3 EL Mineralwasser
1 TL Zucker
flüssiger Süßstoff
1 Ei
175 ml Buttermilch
1 EL Sojamehl (20 g)
80 g Mehl, 1 TL Backpulver
1 EL Margarine oder Butter
125 g Blaubeeren

1. Die Vanilleschote mit einem spitzen Messer aufschneiden und mit dem Messerrücken das Mark herauskratzen. Quark mit Mineralwasser, Vanillemark, Zucker und etwas flüssigem Süßstoff verrühren und abschmecken.
2. Das Ei trennen und das Eiweiß steif schlagen. Eigelb mit Buttermilch, Sojamehl, Mehl, Backpulver und wenig Süßstoff verquirlen, Eischnee unterrühren.
3. Die Hälfte der Margarine oder Butter in einer Pfanne erhitzen und 3 kleine Pfannkuchen ausbacken. Nach 2 Minuten die Hälfte der Blaubeeren auf den Pfannkuchen verteilen, nach 3 bis 4 Minuten die Pfannkuchen wenden und weitere 2 bis 3 Minuten backen. Die restlichen Pfannkuchen ebenso backen.

Variante: Schmeckt auch mit Johannisbeeren, Apfel- oder Birnenstückchen gut.
Zeit: 25 Minuten
Pro Portion: 394 kcal (1 652 kJ); 25 g E, 12 g F, 43 g KH, 6 g Bst, 3,5 BE, 4 KE

Knusprige Frühstücks-Brötchen

Für 12 Stück
85 g Haferflocken
275 g Mehl + etwas Mehl zum Bearbeiten
25 g Weizenkleie
1 Päckchen Trockenbackhefe
150 ml Buttermilch
1 TL Salz

1. 75 g Haferflocken mit 150 ml kochendem Wasser übergießen und 5 Minuten quellen lassen.
2. Mehl, Weizenkleie, Hefe, Buttermilch und Salz zugeben und verkneten.
3. 12 gleich große Teigbälle formen, mit etwas Mehl zu Kugeln formen und in die Mulden einer Muffinform füllen.
4. Das Muffinblech mit Folie abdecken und die Brötchen über Nacht im Kühlschrank gehen lassen.
5. Den Backofen auf 225 °C vorheizen.
6. Die Oberfläche der Brötchen mit etwas Wasser bepinseln und mit den restlichen Haferflocken (10 g) bestreuen.
7. Auf der mittleren Einschubleiste 25–30 Minuten backen, die Hitze nach 10 Minuten auf 200 °C herunterschalten.

Info: Übrig gebliebene Brötchen gleich nach dem Frühstück einfrieren.
Variante: Auch als Sesam-, Mohn-, Kürbiskern- oder Leinsamenbrötchen lecker. Ein bis zwei Esslöffel in den Teig kneten und die Brötchen mit den Samen bestreuen.
Zeit: 45 Minuten (davon 15 Minuten Arbeitszeit) + Gehzeit über Nacht
Pro Stück: 120 kcal (508 kJ); 4 g E, 1 g F, 23 g KH, 2,5 g Bst, 2 BE, 2,5 KE

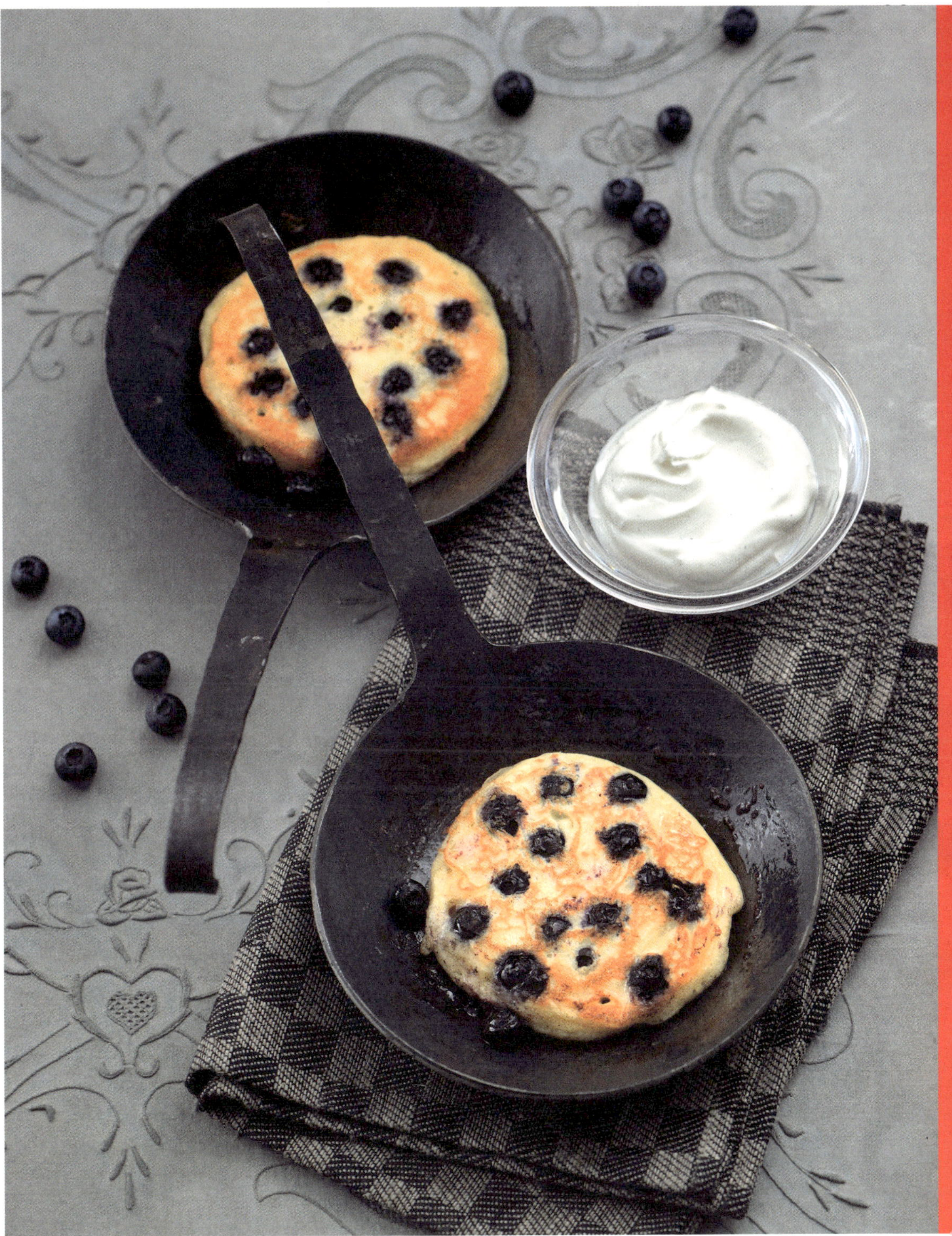

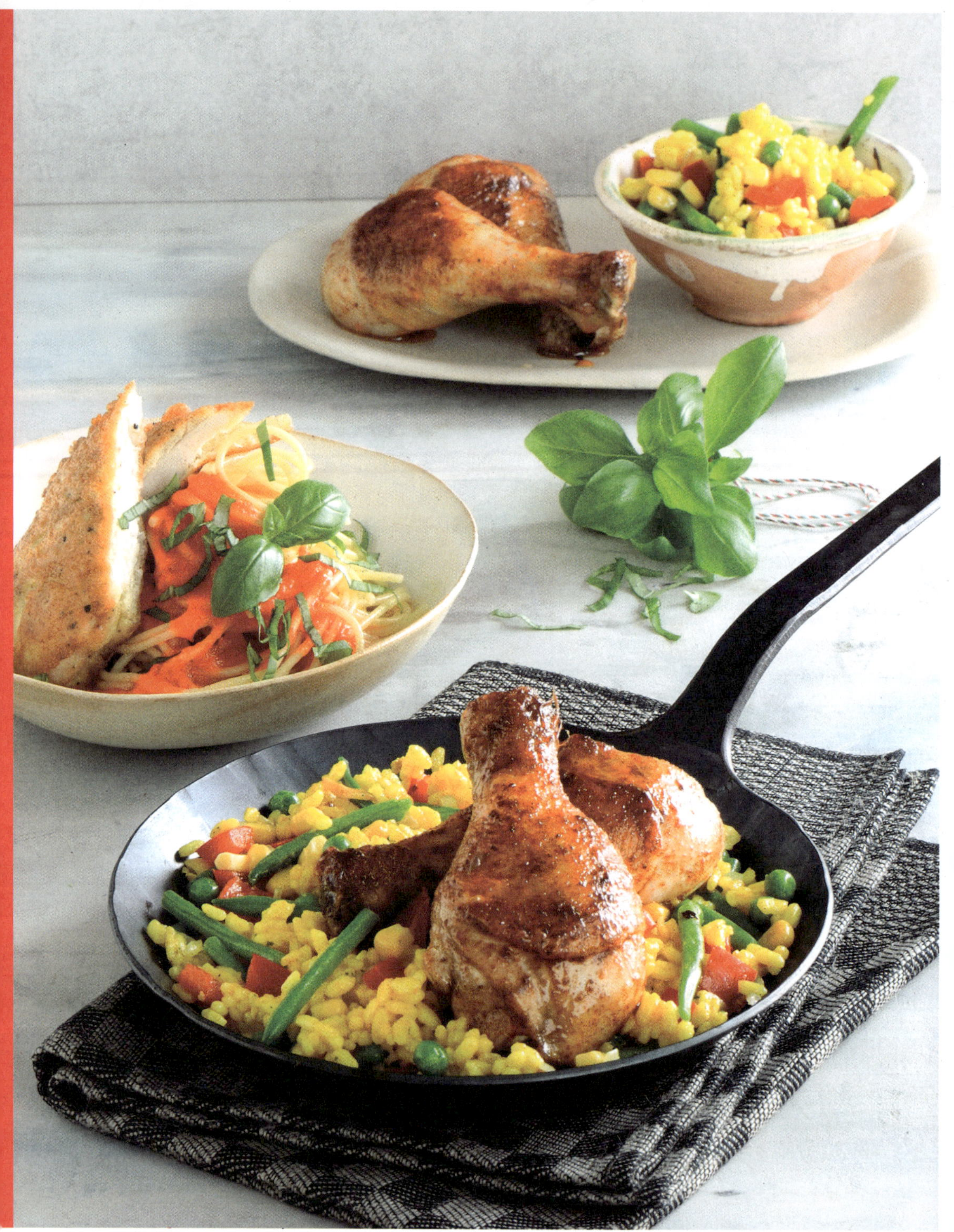

Hauptgerichte satt – von salzig bis süß

Warm und duftend stehen in kurzer Zeit köstliche und ausgewogene Mahlzeiten auf dem Tisch. Zur Wahl stehen Fisch, Fleisch und vegetarische Leckereien. Gut zusammengestellt, möglichst mit saisonal passenden und vielleicht sogar mit regional produzierten Lebensmitteln, tun wir nicht nur unserer Gesundheit Gutes.

Buntes Kartoffel-Gröstl

Für 2 Portionen
2 Zwiebeln
400 g gekochte Kartoffeln
1 EL Öl
1 Glas geröstete Paprika im Aufguss (210 g Abtropfgewicht)
1 Bund Schnittlauch
3 Eier
5 EL fettarme Milch
Salz, Pfeffer
1–2 TL Paprikapulver

1. Zwiebeln schälen und in Streifen schneiden, die Kartoffeln in Scheiben schneiden.
2. Das Öl in einer großen, beschichteten Pfanne erhitzen und zuerst die Kartoffeln von jeder Seite 3 bis 4 Minuten knusprig braun braten. Dann die Zwiebeln zugeben und 2 bis 3 Minuten weitergaren.
3. In der Zwischenzeit Paprika in ein Sieb geben und abtropfen lassen, in Streifen schneiden. Den Schnittlauch waschen, trockenschütteln und in Röllchen schneiden.
4. Paprika in die Pfanne geben und erhitzen.
5. Eier und Milch in einer kleinen Schüssel verquirlen und mit Salz, Pfeffer und Paprikapulver würzen.
6. Das Ei über Kartoffeln und Gemüse geben und 3 bis 5 Minuten bei mittlerer Hitze stocken lassen. Das Kartoffel-Gröstl auf zwei Teller verteilen und mit Schnittlauch bestreut servieren.

Info: Verwenden Sie je nach Geschmack edelsüßes oder scharfes Paprikapulver.
Zeit: 30 Minuten
Pro Portion: 368 kcal (1 542 kJ); 17 g E, 14 g F, 37 g KH, 7 g Bst, 3 BE, 3,5 KE

Currybeef mit Spargel

Für 2 Portionen
2 Knoblauchzehen
5 EL trockener Sherry, 3 EL Sojasauce
1 EL Currypulver
1 Scheibe Roastbeef ohne Fettrand (200 g)
400 g grüner Spargel
3 Frühlingszwiebeln
30 g Cashewnüsse
100 g Basmatireis, Salz, 2 EL Rapsöl
150 ml Rinderfond oder -brühe
1 Messlöffel Johannisbrotkernmehl
Pfeffer, Zucker oder flüssiger Süßstoff

1. Knoblauch schälen und fein hacken. Knoblauch, Sherry, Sojasauce und Currypulver mischen. Das Fleisch in Streifen schneiden und in die Marinade geben.
2. Spargel im unteren Drittel schälen, holzige Enden abschneiden, in 4–5 cm lange Stücke schneiden. Frühlingszwiebeln waschen und in Ringe schneiden, Cashewnüsse grob hacken, Reis garen.
3. 1 EL Öl in einer Pfanne erhitzen, den Spargel darin 5–6 Minuten knackig garen, herausnehmen und beiseitestellen. Das restliche Öl (1 EL) in der Pfanne erhitzen, die Fleischstreifen aus der Marinade heben und 3–4 Minuten scharf braten.
4. Rinderfond mit der restlichen Marinade und Johannisbrotkernmehl verrühren. Spargel und Fond zum Fleisch geben und aufkochen. Mit Pfeffer und einer Prise Zucker oder Süßstoff abschmecken. Frühlingszwiebeln und Nüsse unterheben.
5. Reis abgießen und mit dem Currybeef servieren.

Zeit: 35 Minuten
Pro Portion: 566 kcal (2 368 kJ); 35 g E, 23 g F, 49 g KH, 5,5 g Bst, 4 BE, 5 KE

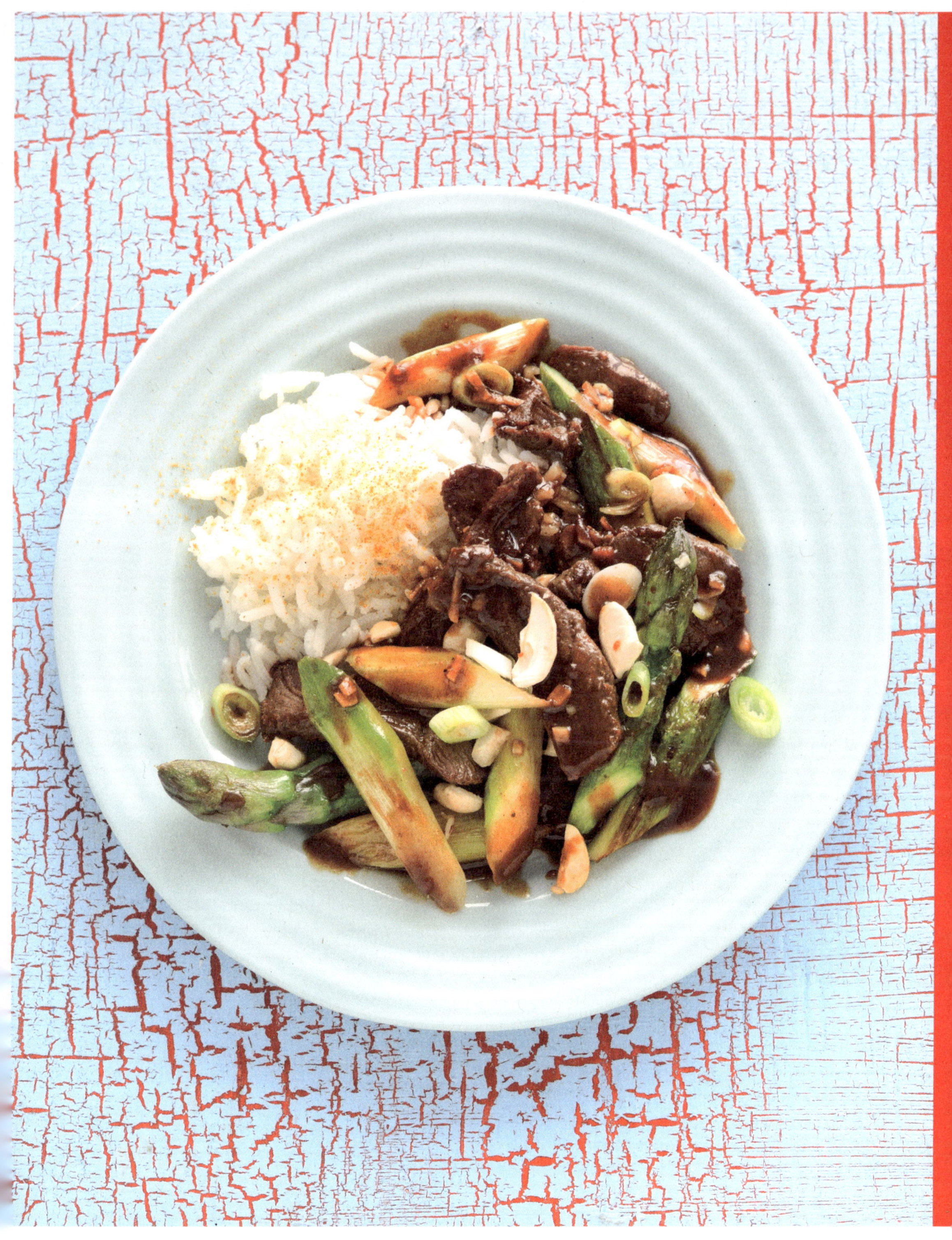

Brokkoli-Fisch-Curry

Für 2 Portionen
Salz
100 g Reis-Wildreis-Mischung
2 Zwiebeln
500 g Brokkoli
300 g Kabeljaufilet
150 g Naturjoghurt (3,5 % Fett)
1–2 EL Currypulver
2 TL Mehl
1 EL Rapsöl
250 ml Gemüsebrühe
Pfeffer
30 g Haselnusskerne

1. Wasser mit etwas Salz aufkochen, die Reis-Wildreis-Mischung zugeben und bei ganz kleiner Hitze zugedeckt 20 Minuten garen.
2. Zwiebeln schälen und in Spalten schneiden, die Brokkoliröschen vom Stiel schneiden, waschen und abtropfen lassen.
3. Das Fischfilet in Streifen schneiden, dabei eventuell vorhandene Gräten mit einer Pinzette herausziehen. Joghurt, Currypulver und Mehl glattrühren.
4. Das Öl in einem weiten Topf erhitzen, zunächst die Zwiebeln darin 3 bis 4 Minuten glasig dünsten. Brokkoli, Gemüsebrühe und Joghurt-Mischung zugeben und zugedeckt weitere 5 Minuten garen.
5. Den Fisch auf das Gemüse legen und zugedeckt bei milder Hitze etwa 3 Minuten gar ziehen. Mit Salz, Pfeffer und Curry abschmecken. Mit Reis und Haselnüssen anrichten.

Zeit: 30 Minuten
Pro Portion: 554 kcal (2 335 kJ); 45 g E, 17 g F, 53 g KH, 9 g Bst, 4,5 BE, 5,5 KE

Bratfisch mit Rahmkohlrabi

Für 2 Portionen
2 Möhren
300 g Kartoffeln, Salz
1 großer Kohlrabi (400 g)
½ Bund Rucola (30 g)
2 Scheiben Seelachsfilet (ca. 300 g)
Pfeffer, 1 EL Zitronensaft
1 EL Mehl, 2 TL Rapsöl
100 g Frischkäse (13–17 % Fett)

1. Möhren und Kartoffeln schälen, in grobe Stücke schneiden. In leicht gesalzenem Wasser 20 Minuten zugedeckt kochen.
2. Den Kohlrabi schälen und in dicke Stifte schneiden. Rucola waschen, trockenschütteln und die Blätter fein schneiden.
3. Wenig Wasser mit etwas Salz erhitzen und den Kohlrabi darin 6 bis 8 Minuten garen.
4. Den Fisch mit Salz, Pfeffer und Zitronensaft würzen, in Mehl wenden und in einer beschichteten Pfanne im Öl von jeder Seite 3 Minuten braten.
5. Das Kochwasser von den Kohlrabi abgießen und auffangen. 4 bis 5 EL Kochwasser mit dem Frischkäse verrühren, mit dem Kohlrabi wieder in den Topf geben und erhitzen. Die Kräuter unterrühren und mit wenig Salz und Pfeffer würzen.
6. Kartoffeln abgießen und mit einem Kartoffelstampfer zerkleinern. Den Stampf mit Fisch und Kohlrabi anrichten.

Variante: Kohlrabi und Kartoffel-Möhren-Stampf passen auch zu gekochten Eiern oder einem gegrillten Putenbrustfilet.
Zeit: 30 Minuten
Pro Portion: 412 kcal (1 723 kJ); 39 g E, 13 g F, 31 g KH, 6 g Bst, 2,5 BE, 3 KE

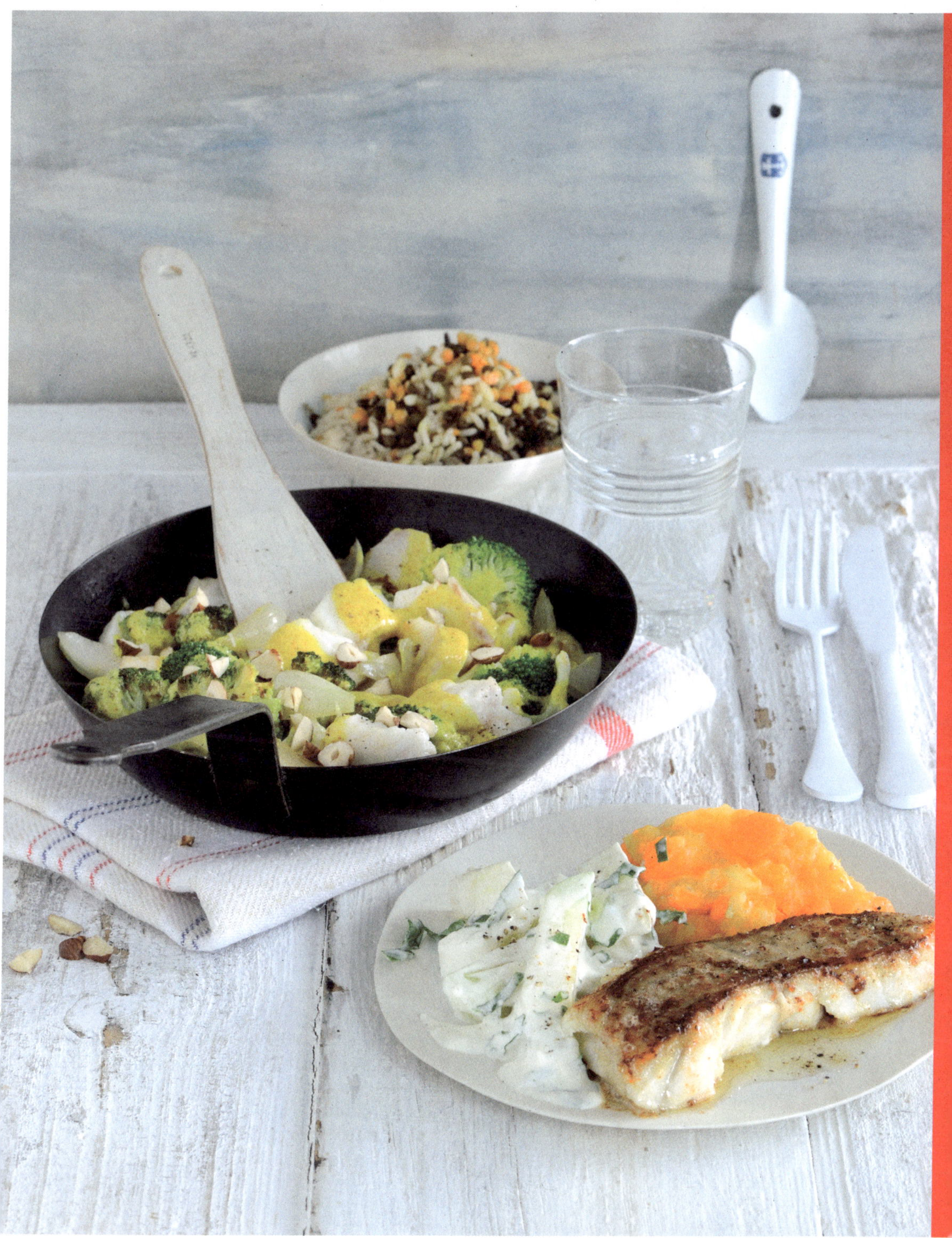

Chinanudeln mit Pute

Für 2 Portionen
250 g Putenbrustfilet
6 EL Teriyaki-Sauce
400 g Möhren
Salz, 150 g Vollkornspaghetti
100 ml Gemüsebrühe
100 ml Fruchtsaft (z. B. Apfel-, Orangen- oder Multivitaminsaft)
1–2 Messlöffel Johannisbrotkernmehl
1 walnussgroßes Stück Ingwer
½ Bund Frühlingszwiebeln
2 EL Rapsöl
Pfeffer

1. Das Putenbrustfilet in Streifen schneiden, mit 2 EL Teriyaki-Sauce in einer Schüssel mischen.
2. Die Möhren schälen und in dünne Streifen schneiden.
3. Wasser mit Salz aufkochen, Spaghetti und Möhrenstreifen darin 7 bis 8 Minuten bissfest garen und in einem Sieb abtropfen lassen.
4. Gemüsebrühe mit Saft und Johannisbrotkernmehl verrühren, den Ingwer schälen und fein würfeln. Den Stielansatz von den Frühlingszwiebeln abschneiden. Die Frühlingszwiebeln waschen und in Ringe schneiden.
5. Das Öl in einer großen Pfanne erhitzen und die Putenstreifen 2 Minuten scharf anbraten. Ingwer, Brühe-Saft-Mischung und die Nudeln mit den Möhren zugeben und einmal aufkochen lassen. Mit der restlichen Teriyaki-Sauce und Pfeffer abschmecken
6. Nudeln und Putenfleisch auf einem Teller anrichten und mit den Frühlingszwiebeln bestreut servieren.

Info: Vollkornnudeln halten länger satt als ihre hellen Schwestern. Es gibt sie in unterschiedlichen Qualitäten: Probieren Sie die einzelnen Sorten, bis Sie eine gefunden haben, die Ihnen richtig gut schmeckt.
Variante: Auch mit Zuckerschoten köstlich. Sie brauchen nur 3–4 Minuten Kochzeit.
Zeit: 30 Minuten
Pro Portion: 605 kcal (2 533 kJ); 45 g E, 15 g F, 68 g KH, 16 g Bst, 5,5 BE, 7 KE

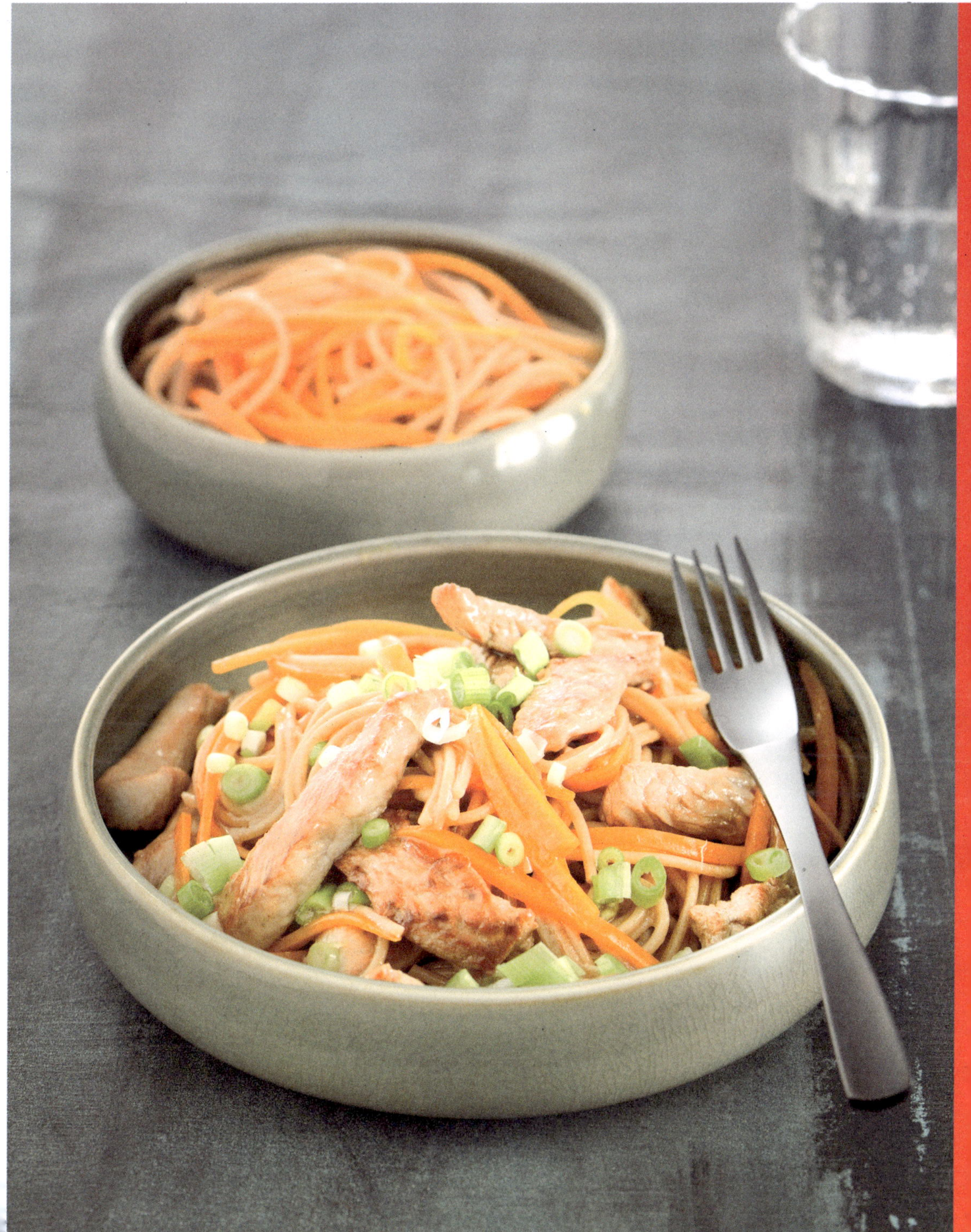

Graupenrisotto mit Erbsen und Basilikum

Für 2 Portionen
1 große Zwiebel
2 EL Olivenöl
100 g Perlgraupen
½ l Gemüsebrühe oder -fond
300 g tiefgekühlte Erbsen
1 Bund Basilikum
4 EL frisch geriebener italienischer Hartkäse (z. B. Grana Padano)

1. Die Zwiebel schälen und fein würfeln. Das Öl in einem kleinen Topf erhitzen, die Zwiebelwürfel darin 2 Minuten glasig dünsten.
2. Graupen und Gemüsebrühe zu den Zwiebeln geben und einmal aufkochen. Bei ganz kleiner Hitze 15–20 Minuten zugedeckt garen. Die Erbsen zufügen und weitere 5 Minuten garen.
3. Basilikum waschen, trockenschütteln und die Blättchen in feine Streifen schneiden.
4. Das Risotto mit Salz und Pfeffer abschmecken, das Basilikum unterheben und mit geriebenem Käse bestreut servieren.

Zeit: 30 Minuten
Pro Portion: 487 kcal (2 043 kJ); 26 g E, 16 g F, 58 g KH, 11,5 g Bst, 4,5 BE, 5,5 KE

Gefüllte Paprikaschoten

Für 2 Portionen
1 Zwiebel, 1 Knoblauchzehe
2 Paprikaschoten
1 EL Olivenöl
200 g Beefsteakhack (Tatar)
1 Ei, 40 g Semmelbrösel
30 g Rosinen, 30 g Cashewnüsse
Salz, Kreuzkümmel
getrocknete Chilischoten
¼ l Fleisch- oder Gemüsebrühe
½ Bund Korianderblätter (oder Petersilie)
Pfeffer
150 g Naturjoghurt (1,5 % Fett)

1. Zwiebel und Knoblauchzehe schälen und fein würfeln. Die Paprikaschoten längs halbieren, Stiel, Kerne und Rippen herausschneiden.
2. Das Öl in einer großen, beschichteten Pfanne mit Deckel erhitzen, Zwiebeln und Knoblauch 2 bis 3 Minuten glasig dünsten.
3. Hackfleisch, Ei, Semmelbrösel, Rosinen, Cashewnüsse und die Zwiebel-Knoblauch-Mischung in einer Schüssel vermengen und mit Salz, Kreuzkümmel und Chili würzen.
4. Das Hack in die Schoten füllen und zugedeckt in der Brühe 30 Minuten garen.
5. Koriander waschen, die abgezupften Blättchen hacken und mit wenig Salz und Pfeffer unter den Joghurt rühren. Die Paprikaschoten aus der Brühe heben und mit Joghurtdip servieren.

Info: Aus der Hackmasse können Sie auch pikante Hackbällchen braten.
Zeit: 1 Stunde (davon 30 Minuten Arbeitszeit)
Pro Portion: 497 kcal (2 078 kJ); 36 g E, 20 g F, 41 g KH, 7 g Bst, 3,5 BE, 4 KE

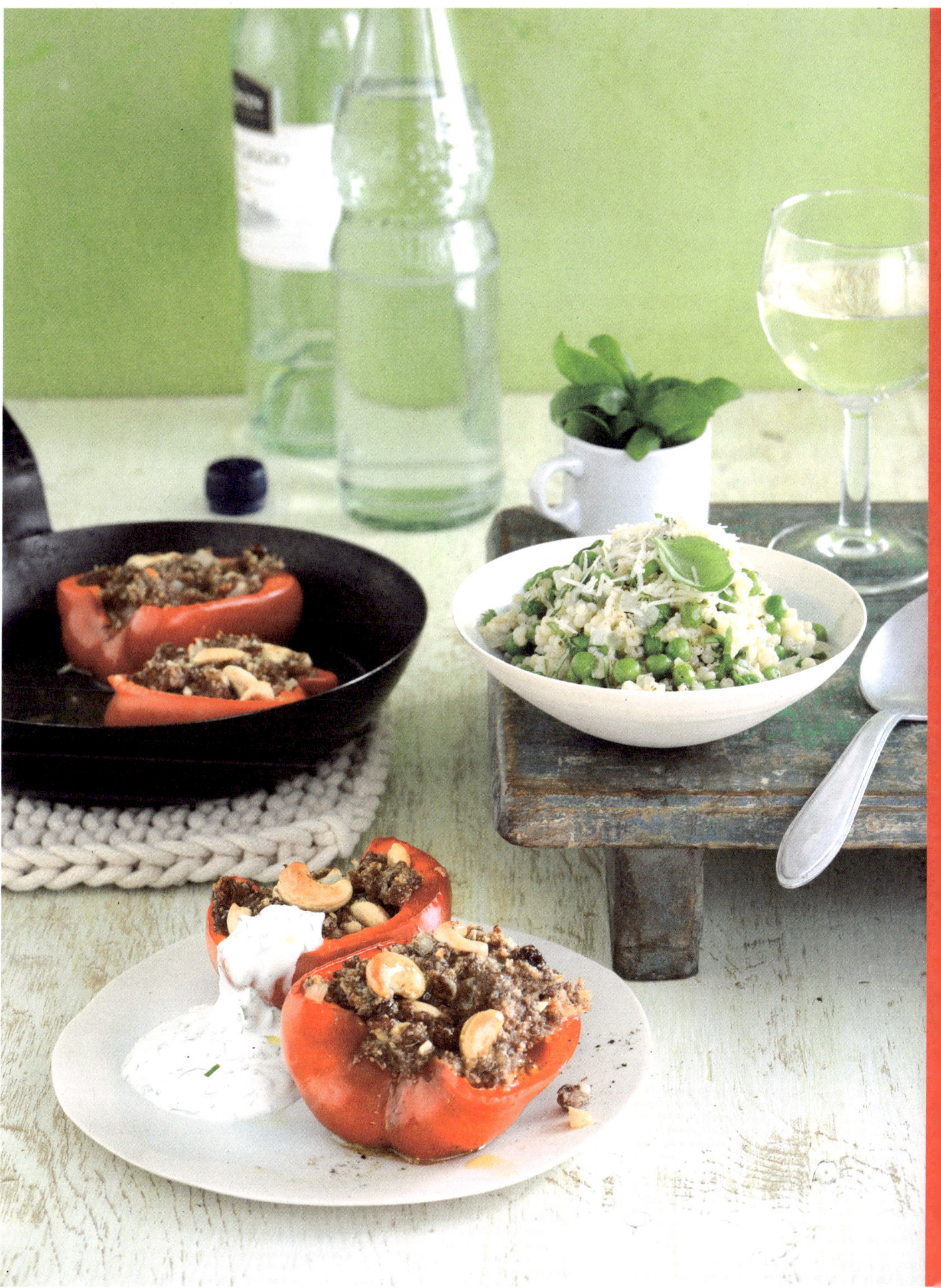

Artischocken-Champignon-Pizza

Für 2 Portionen
175 g Dinkelmehl Type 630
2 EL Weizenkleie
½ TL Salz
½ Päckchen Trockenbackhefe
1 EL Olivenöl
1 Knoblauchzehe
2–3 Stiele Thymian
(oder 1 TL getrockneter Thymian)
150 g Pizzatomaten
1 EL Tomatenmark
Pfeffer
120 g Artischockenherzen
100 g Champingons
50 g grüne oder schwarze Oliven
40 g italienischer Hartkäse am Stück
(z. B. Grana Padano)

1. Mehl, Kleie, Salz und Hefe in einer Schüssel mischen. Öl und 110 ml lauwarmes Wasser zugeben und mit den Knethaken des Handmixers zu einem glatten Teig verkneten. Abgedeckt 1 Stunde gehen lassen, bis sich das Teigvolumen in etwa verdoppelt hat.
2. Den Backofen auf 220 °C vorheizen.
3. Knoblauchzehe schälen und fein hacken, Thymian waschen, trockenschütteln und die Blättchen von den Stielen zupfen. Knoblauch und Thymian mit den Pizzatomaten und Tomatenmark verrühren und mit Salz und Pfeffer abschmecken.
4. Artischocken abtropfen lassen, den Stielansatz von den Champignons abschneiden und die Kappen mit einem Küchenpapier abreiben. Artischocken und Champignons in Scheiben schneiden. Die Oliven halbieren.
5. Den Teig direkt auf einem Backpapier zu einem ovalen Pizzaboden (ca. 25 cm x 35 cm) ausrollen und mit dem Backpapier auf ein Backblech ziehen.
6. Die Tomatensauce auf dem Pizzaboden verstreichen, Artischocken, Champignons und Oliven gleichmäßig darauf verteilen. Die Pizza auf der unteren Einschubleiste 15 bis 20 Minuten backen.
7. Den Käse fein reiben oder hobeln und auf der heißen Pizza verteilen.

Info: Der Teig ist morgens in wenigen Minuten zubereitet. Stellen Sie ihn in einer großen, gut schließenden Kunststoffdose in den Kühlschrank. Abends ist der Hefeteig ganz langsam perfekt aufgegangen und kann sofort ausgerollt und belegt werden.
Zeit: ca. 2 Stunden (davon 30 Minuten Arbeitszeit)
Pro Portion: 502 kcal (2 103 kJ); 21 g E, 16 g F, 65 g KH, 14 g Bst, 5,5 BE, 6,5 KE

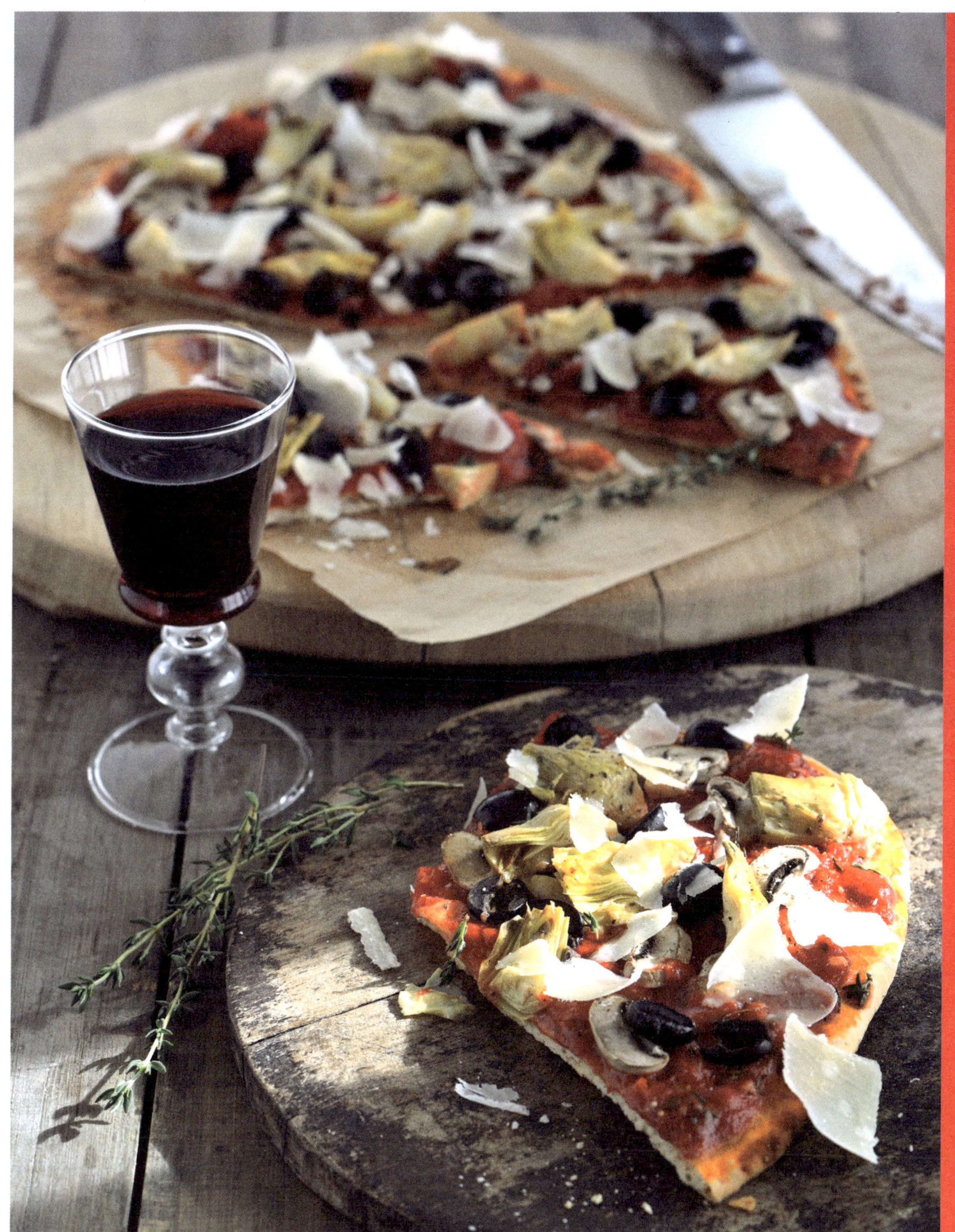

Gemüse-Couscous

Für 2 Portionen
1 Gemüsezwiebel, 1 Knoblauchzehe
1 Paprikaschote
1 Zucchini (250 g)
1 kleine Dose Zuckermais
(140 g Abtropfgewicht)
2 EL Olivenöl
125 g Couscous, 125 ml Brühe
Salz, Pfeffer
2 EL Ajvar (Paprikapüree, Glas)
150 g Naturjoghurt (1,5 % Fett)

1. Zwiebel und Knoblauchzehe schälen und in Streifen schneiden, Paprika und Zucchini waschen und trockenreiben. Rippen und Kerne aus der Paprika entfernen, Stielansatz von der Zucchini abschneiden. Paprika und Zucchini in mundgerechte Stücke schneiden. Den Mais in ein Sieb geben und abtropfen lassen.
2. Öl in einem Topf erhitzen und die Zwiebeln bei mittlerer Hitze darin glasig dünsten. Paprikawürfel und 2 EL Wasser zugeben und 5 Minuten zugedeckt bei kleiner Hitze garen. Zucchini zugeben und weiter 5 Minuten garen. Eventuell noch ein wenig Wasser zugeben.
3. Couscous und Brühe zum Gemüse geben und nach Packungsanweisung 3 bis 5 Minuten ziehen lassen. Den Mais untermischen und erhitzen, mit Salz und Pfeffer abschmecken.
4. Ajvar und Joghurt verrühren und als kalten Dip zum Gemüsecouscous servieren.

Zeit: 30 Minuten
Pro Portion: 484 kcal (2 027 kJ); 17 g E, 15 g F, 67 g KH, 10 g Bst, 5,5 BE, 6,5 KE

Rucola-Schmarrn mit Tomatensalat

Für 2 Portionen
350 g Tomaten (eventuell gelbe und rote Cocktailtomaten)
3 Frühlingszwiebeln, ½ Bund Basilikum
5–6 EL Tomatensaft
1 EL Olivenöl, 1 EL Balsamicoessig
Salz, Pfeffer
Zucker oder flüssiger Süßstoff
3 Eier, 200 ml fettarme Milch
125 g Dinkelmehl Type 630
1 kleines Bund Rucola (60 g)
10 g Margarine oder Butter

1. Tomaten waschen, trockenreiben und in mundgerechte Stücke schneiden. Frühlingszwiebeln waschen, trockenschütteln und in Röllchen schneiden. Basilikumblättchen waschen und trockenschütteln. Tomatensaft mit Öl und Balsamicoessig verquirlen, mit Salz, Pfeffer und einer Prise Zucker oder etwas Süßstoff würzen.
2. Eier trennen, das Eiweiß steif schlagen. Eigelb, Milch und Mehl verrühren. Rucola waschen, trockenschütteln, fein schneiden und mit dem Eischnee unterheben.
3. Fett in einer großen beschichteten Pfanne erhitzen und den Teig zugeben. 5 Minuten bei kleiner Hitze braten, dann wenden und weiter 3–4 Minuten braten, den Schmarren vorsichtig in Stücke zupfen.
4. Tomaten, Frühlingszwiebeln und Basilikum unter die Sauce heben und den Salat mit dem Schmarrn servieren.

Zeit: 35 Minuten
Pro Portion: 547 kcal (2 285 kJ); 24 g E, 22 g F, 59 g KH, 6 g Bst, 5 BE, 6 KE

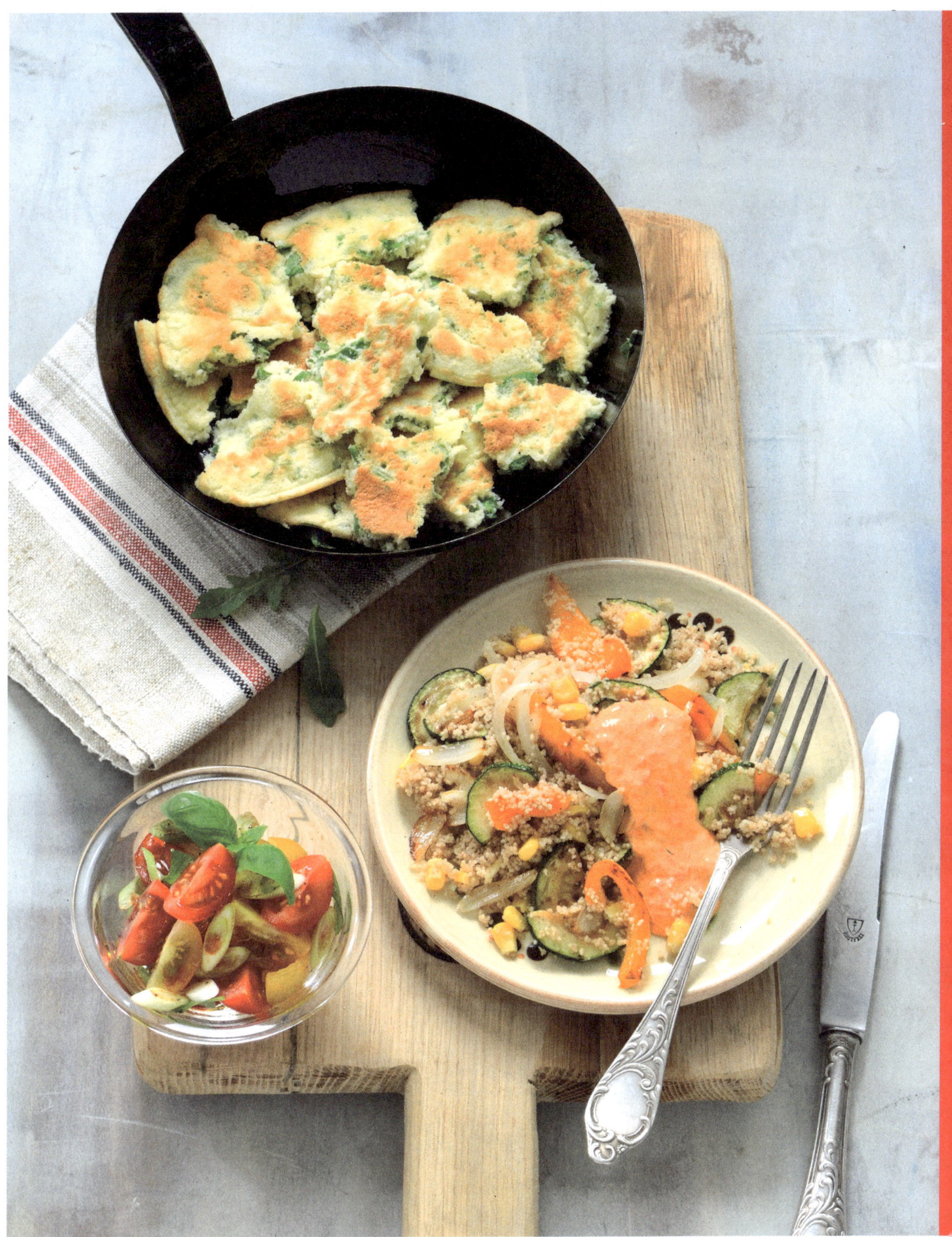

Fruchtig-herbe Nudelpfanne

Für 2 Portionen
200 g kurze Vollkorn-Nudeln
(z. B. Penne, Fusilli oder Farfalle)
1 Radicchio (125 g)
1 Birne
1 Zwiebel
100 g Parmaschinken
1 EL Olivenöl, Salz, Pfeffer
1–2 EL weißer Balsamessig
(oder milder Weinessig)
4 EL geriebener Parmesan

1. Die Nudeln nach Packungsanweisung in Salzwasser garen.
2. Radicchio waschen und vierteln. Den harten Strunk herausschneiden und die Radicchioblätter in Streifen schneiden.
3. Die Birne schälen und das Fruchtfleisch in dünne Spalten schneiden. Zwiebel schälen und in Streifen schneiden. Den Fettrand vom Schinken abschneiden, den Rest in Streifen schneiden.
4. Das Öl in einer beschichteten Pfanne erhitzen, die Zwiebelstreifen 2 bis 3 Minuten glasig dünsten. Birne zugeben und weitere 2 Minuten bei mittlerer Hitze braten. Radicchio zugeben und erhitzen, mit Salz, Pfeffer und Essig abschmecken.
5. Die Nudeln abgießen und unter das Gemüse heben. Mit Schinkenstreifen und Parmesan bestreut servieren.

Variante: Statt Schinken kann man grob gehackte Walnusskerne über die Nudeln streuen.
Zeit: 30 Minuten
Pro Portion: 563 kcal (2 360 kJ); 29 g E, 16 g F, 73 g KH, 14,5 g Bst, 6 BE, 7,5 KE

Bandnudeln mit Tomaten-Kapern-Sauce

Für 2 Portionen
1 Zwiebel, 1 Knoblauchzehe
4 Sardellen/Anchovis (Konserve)
1 EL Olivenöl
1 Dose Pizzatomaten (400 g)
1 EL Tomatenmark
Salz, 200 g Vollkorn-Bandnudeln
3 Stiele Petersilie
40 g schwarze Oliven ohne Stein
2 EL Kapern, Pfeffer
flüssiger Süßstoff

1. Zwiebel und Knoblauchzehe schälen und würfeln. Die Sardellen abtropfen lassen und in Stückchen schneiden.
2. Öl in einem Topf erhitzen, Zwiebeln und Knoblauch darin bei milder Hitze 2–3 Minuten glasig dünsten.
3. Sardellen, Pizzatomaten und Tomatenmark zugeben und offen bei kleiner Hitze 15 Minuten einkochen.
4. Salzwasser erhitzen und die Nudeln darin nach Packungsanweisung kochen.
5. Die Petersilie waschen, trockenschütteln und die Blättchen schneiden, Oliven halbieren und die Kapern abtropfen lassen.
6. Kapern und Oliven zur Sauce geben und mit Pfeffer und eventuell etwas flüssigem Süßstoff abschmecken. Nudeln und Sauce auf zwei Teller verteilen, die Petersilie darüberstreuen.

Variante: Für eine scharfe Tomatensauce eine kleine rote Chilischote hacken und in der Sauce mitkochen.
Zeit: 30 Minuten
Pro Portion: 450 kcal (1 884 kJ); 18 g E, 10 g F, 68 g KH, 16 g Bst, 5,5 BE, 6,5 KE

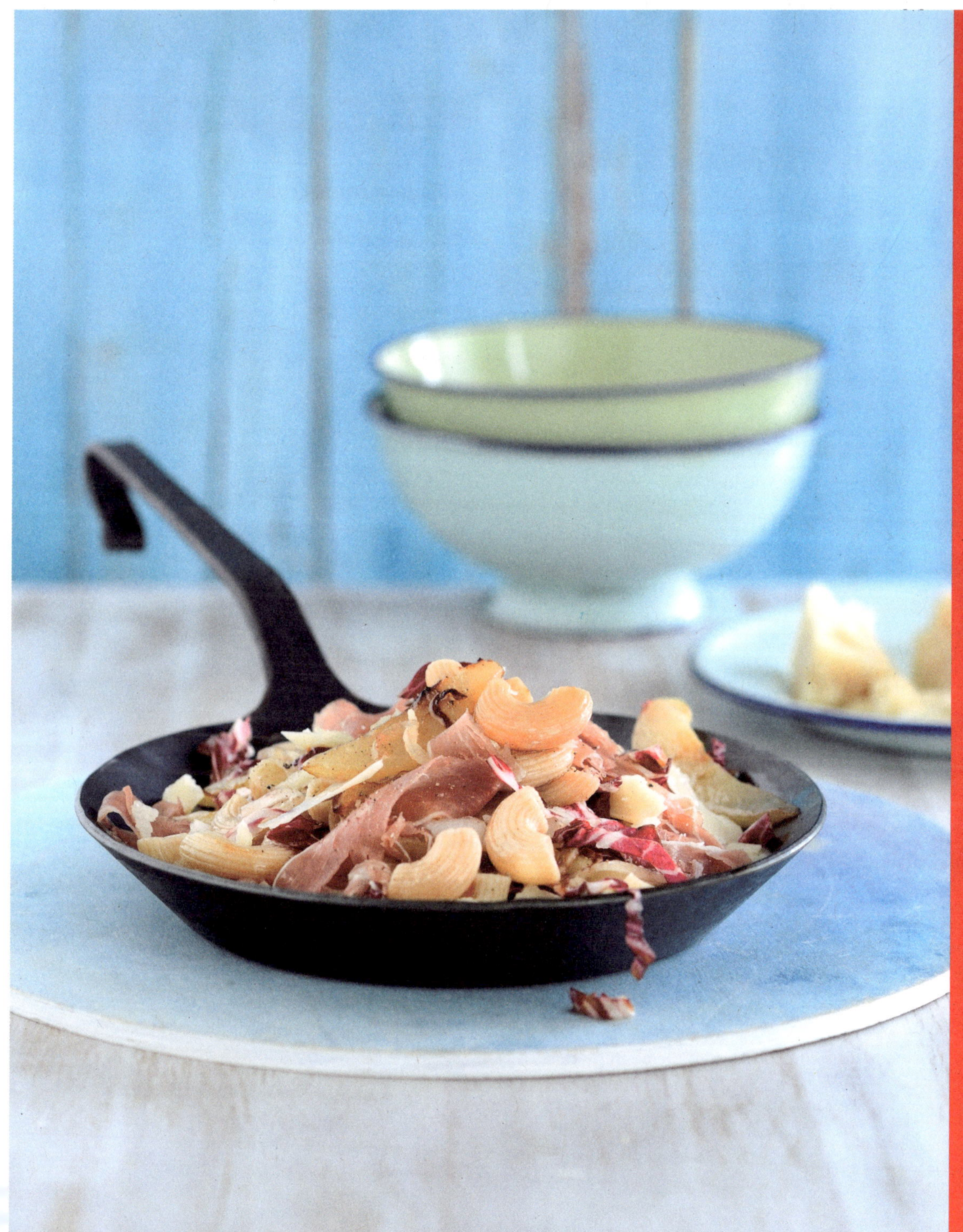

Kasseler-Möhren-Eintopf

Für 2 Portionen
350 g Kartoffeln
350 g Möhren
1 Zwiebel
250 g Kasselernacken
1 Bund Petersilie
1 EL Rapsöl
750 ml Gemüsebrühe oder -fond
1 Lorbeerblatt
Pfeffer

1. Kartoffeln und Möhren schälen und in mundgerechte Stücke schneiden. Zwiebel schälen und würfeln. Das Fleisch in etwa 2 x 2 cm große Würfel schneiden. Petersilie waschen, trockenschütteln und fein schneiden.

2. Öl in einem Topf erhitzen, die Zwiebeln darin 3 Minuten bei mittlerer Hitze glasig dünsten. Möhren, Kartoffeln und Fleisch zugeben, mit der Brühe auffüllen und das Lorbeerblatt zugeben.

3. Bei milder Hitze 20 Minuten garen, eventuell mit etwas Pfeffer würzen und das Lorbeerblatt herausnehmen. Mit der gehackten Petersilie servieren.

Variante: Statt mit Möhren schmeckt der Eintopf auch mit der gleichen Menge Steckrüben, Pastinaken oder Kürbis.
Zeit: 40 Minuten
Pro Portion: 427 kcal (1 789 kJ); 25 g E, 19 g F, 35 g KH, 7 g Bst, 3 BE, 3,5 KE

Schupfnudeln mit Kraut

Für 2 Portionen
200 g Hähnchenbrustfilet
1 EL Mehl
1 EL Paprikapulver
2 Stiele Salbei, 3 EL Rapsöl
1 Paket Schupfnudeln (Kühlregal, 500 g)
Salz, Pfeffer
1 Packung Sauerkraut (400 g)
5 EL Gemüsebrühe

1. Hähnchenfleisch in Streifen schneiden, Mehl und Paprikapulver mischen und die Hähnchenstreifen darin wenden. Überschüssiges Mehl abschütteln. Salbeiblättchen abzupfen, waschen, trockenschütteln und in Streifen schneiden.

2. 2 EL Öl in einer großen beschichteten Pfanne erhitzen und die Schupfnudeln darin bei mittlerer Hitze 5 bis 8 Minuten rundherum goldbraun braten, in den letzten 1 bis 2 Minuten den Salbei mitbraten. Schupfnudeln in eine Schüssel füllen und beiseitestellen.

3. Das restliche Öl (1 EL) in die Pfanne geben und die Hähnchenstreifen im Bratfett rundherum 3 bis 4 Minuten knusprig braten, mit Salz und Pfeffer würzen.

4. Sauerkraut und Brühe in die Pfanne geben, bei großer Hitze 3 Minuten garen.

5. Hähnchenfleisch und Schupfnudeln zugeben. Alles mischen und erhitzen.

Variante: Wer keinen frischen Salbei bekommt, schneidet ein Bund Schnittlauch in Röllchen und streut ihn zum Schluss über das fertige Gericht.
Zeit: 30 Minuten
Pro Portion: 682 kcal (2 850 kJ); 41 g E, 19 g F, 79 g KH, 9 g Bst, 6,5 BE, 8 KE

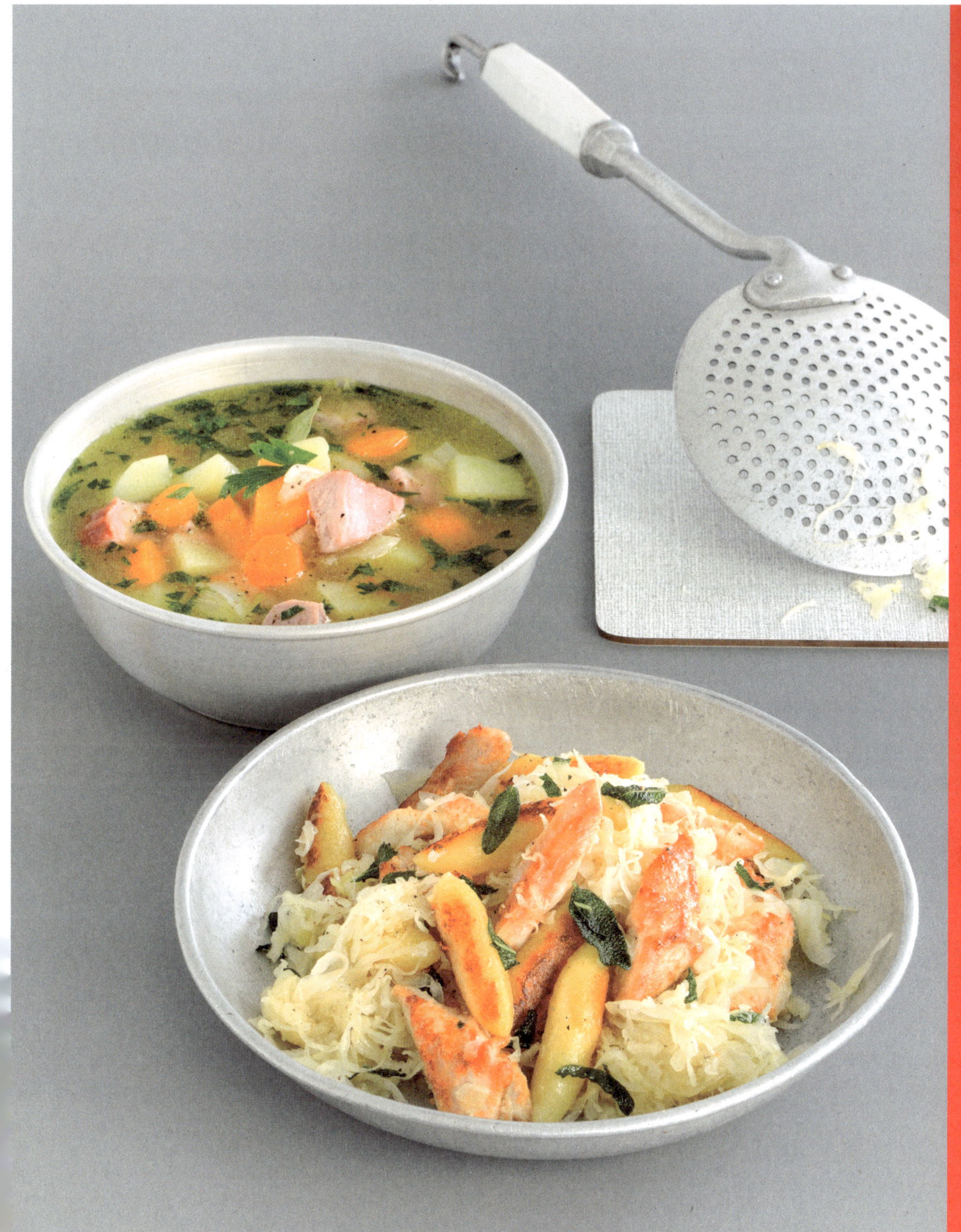

Kartoffelwaffeln mit Kräuterquark

Für 2 Portionen
400 g Kartoffeln
1 Zwiebel
2 Eier
250 g Buttermilch- oder Magerquark
2 EL Weizenkleie (10 g)
30 g Mehl
Salz, Pfeffer
geriebene Muskatnuss
1 großes Bund Basilikum
1 Fleischtomate (200 g)
2–3 EL Mineralwasser

1. Die Kartoffeln und die Zwiebel schälen, beides fein reiben. Die Kartoffelmasse mit Eiern, 50 g Quark, Weizenkleie und Mehl verrühren, mit Salz, Pfeffer und Muskatnuss würzen.
2. Das Basilikum waschen, trockenschütteln und fein hacken. Tomate waschen, trockenreiben und das Fruchtfleisch fein würfeln. Den restlichen Quark (200 g) mit dem Mineralwasser glatt rühren. Tomatenwürfel und Basilikum unter den restlichen Quark rühren und mit wenig Salz und Pfeffer abschmecken.
3. Ein rechteckiges, beschichtetes Waffeleisen erhitzen und nacheinander 3 x 2 Waffeln in jeweils 4 bis 5 Minuten bei mittlerer Hitze knusprig ausbacken. Mit dem Kräuterquark servieren.

Variante: Die Kartoffelmasse kann auch in einer beschichteten Pfanne zu kleinen Puffern ausgebacken werden. Dann benötigen Sie zusätzlich 2 bis 3 TL Pflanzenöl zum Braten.
Zeit: 30 Minuten
Pro Portion: 382 kcal (1 596 kJ); 31 g E, 7 g F, 46 g KH, 7 g Bst, 3,5 BE, 4,5 KE

Backkartoffeln mit Matjes in Senfsauce

Für 2 Portionen
2 Backkartoffeln (à 200 g, Kühlregal)
50 g Naturjoghurt (1,5 % Fett)
50 g saure Sahne
je 1 EL mittelscharfer und grober Senf
½ Bund Dill
1 Apfel
1 Gewürz- oder Dillgurke
4 Matjesfilets (200 g)
Pfeffer

1. Die Backkartoffeln aus der Folie nehmen und nach Packungsanweisung 20 Minuten bei 200 °C im Ofen erhitzen.
2. Joghurt, saure Sahne und beide Sorten Senf verrühren. Den Dill waschen, trockenschütteln, die feinen Spitzen hacken und unter die Senfsauce rühren.
3. Apfel schälen und würfeln, die Gewürzgurke fein würfeln. Den Matjes in Streifen schneiden.
4. Alle vorbereiteten Zutaten unter die Senfsauce heben, eventuell mit etwas Gurkenwasser und Pfeffer abschmecken.
5. Die Backkartoffel tief einschneiden und mit dem Matjes servieren.

Info: Matjes enthält zwar viel Fett, gehört aber zusammen mit Makrele, Lachs und Thunfisch zu den Spitzenreitern im Gehalt an Omega-3-Fettsäuren.
Variante: Würzen Sie die Joghurtsauce auch mal mit Curry statt Senf.
Die Gewürzgurke ersetzen Sie bei dieser Variante durch frische Gurke und den Dill durch Schnittlauch oder Koriander.
Zeit: 20 Minuten
Pro Portion: 463 kcal (1 940 kJ); 22 g E, 22 g F, 41 g KH, 4,5 g Bst, 3,5 BE, 4 KE

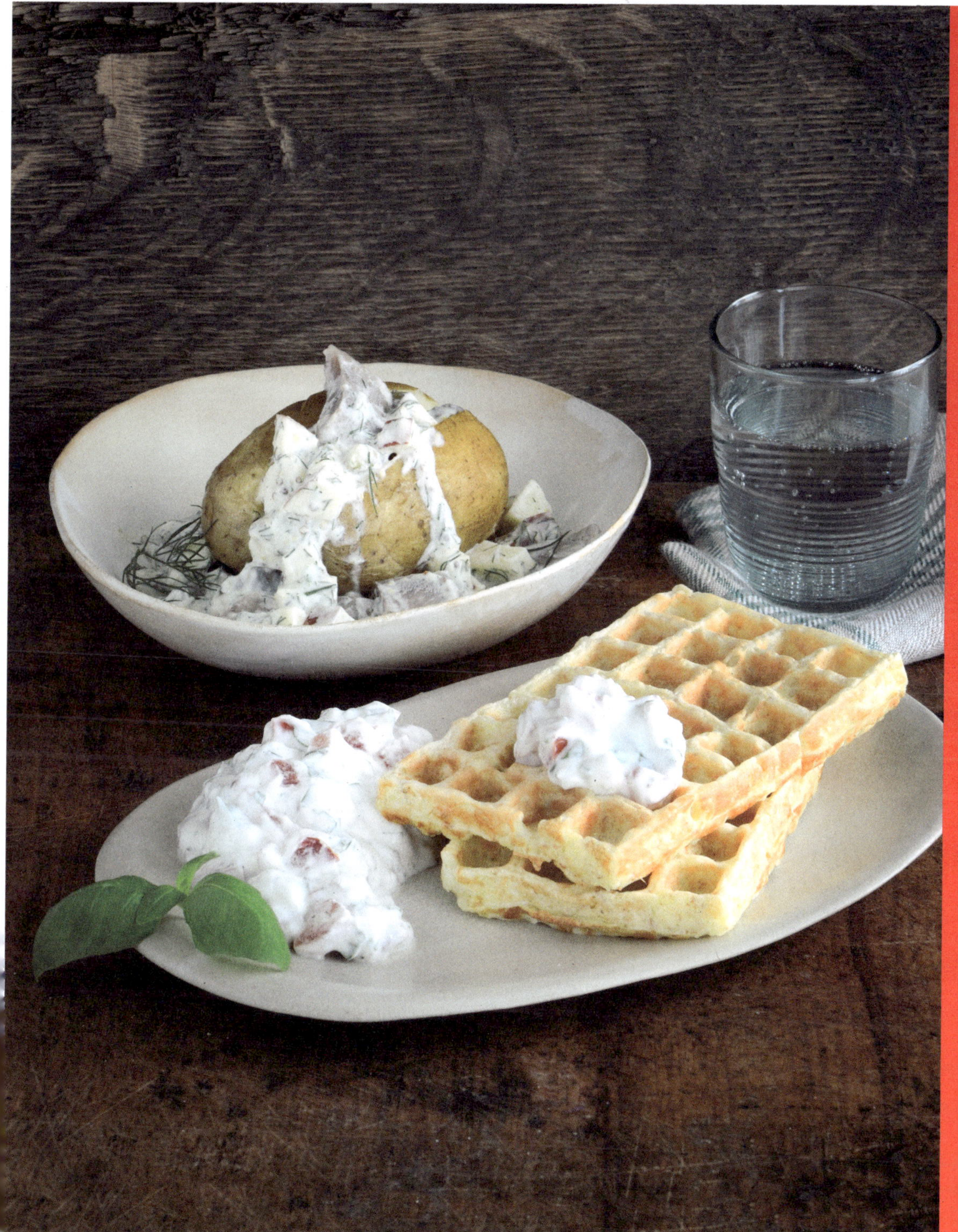

Gnocchigratin mit Spinat

Für 2 Portionen
1 Zwiebel
1 Knoblauchzehe
1 EL Olivenöl
400 g TK-Spinat (aufgetaut)
1 Packung Gnocchi (Kühlregal, 400 g)
Salz, Pfeffer
½–1 TL gemahlener Zimt
30 g Walnusskerne
1 Zitrone (unbehandelt)
100 ml fettarme Milch (1,5 % Fett)
2 Eier

1. Den Backofen auf 200 °C vorheizen.
2. Zwiebel und Knoblauch schälen und fein würfeln. Das Öl erhitzen, Zwiebel und Knoblauch darin bei mittlerer Hitze 2 bis 3 Minuten glasig dünsten.
3. Den Spinat grob hacken und ausdrücken. Mit Gnocchi, Zwiebeln und Knoblauch mischen und mit Salz, Pfeffer und Zimt würzen. In eine Auflaufform geben und mit gehackten Walnüssen bestreuen.
4. Zitrone waschen und trockenreiben. 2 TL Schale abreiben, 2 EL Saft auspressen. Beides mit Milch und Eiern verrühren und über die Gnocchi gießen. 30 Minuten auf der mittleren Schiene überbacken.

Info: Zusammen mit einem kleinen Salat reicht der Auflauf auch für 3 Portionen.
Variante: Statt Gnocchi können Sie auch vorgegarte Nudeln oder Kartoffeln verwenden.
Zeit: 50 Minuten (davon 20 Minuten Arbeitszeit)
Pro Portion: 654 kcal (2 733 kJ); 24 g E, 25 g F, 80 g KH, 5 g Bst, 6,5 BE, 8 KE

Überbackene Bohnen mit Feta

Für 2 Portionen
1 Dose weiße Bohnen
(250 g Abtropfgewicht)
2 Zwiebeln, 1 Knoblauchzehe
1 Stange Lauch (300 g)
1 EL Rapsöl
1 Dose Pizzatomaten (400 g)
1 EL Tomatenmark
Salz, Pfeffer
½–1 TL Lebkuchengewürz
1–2 TL brauner Zucker
180 g Feta light
½ Bund Petersilie

1. Den Backofen auf 220 °C vorheizen.
2. Die Bohnen in ein Sieb gießen, unter fließendem Wasser abspülen, bis das Wasser klar ist, und abtropfen lassen.
3. Zwiebeln und Knoblauch schälen und fein würfeln, den Lauch längs halbieren, gründlich unter fließendem Wasser waschen und in halbe Ringe schneiden.
4. Öl in einer ofenfesten Pfanne erhitzen, Zwiebeln und Knoblauch darin bei milder Hitze glasig dünsten. Nach 3 Minuten den Lauch für weitere 3 Minuten zugeben.
5. Bohnen, Pizzatomaten und Tomatenmark zugeben, mit Salz, Pfeffer, Lebkuchengewürz und Zucker abschmecken. Den Feta grob zerbröckeln und auf den Bohnen verteilen.
6. Auf der mittleren Schiene 15 bis 20 Minuten überbacken, kurz abkühlen lassen und mit der gehackten Petersilie bestreut servieren.

Zeit: 45 Minuten
Pro Portion: 444 kcal (1 860 kJ); 38 g E, 16 g F, 35 g KH, 9 g Bst, 3 BE, 3,5 KE

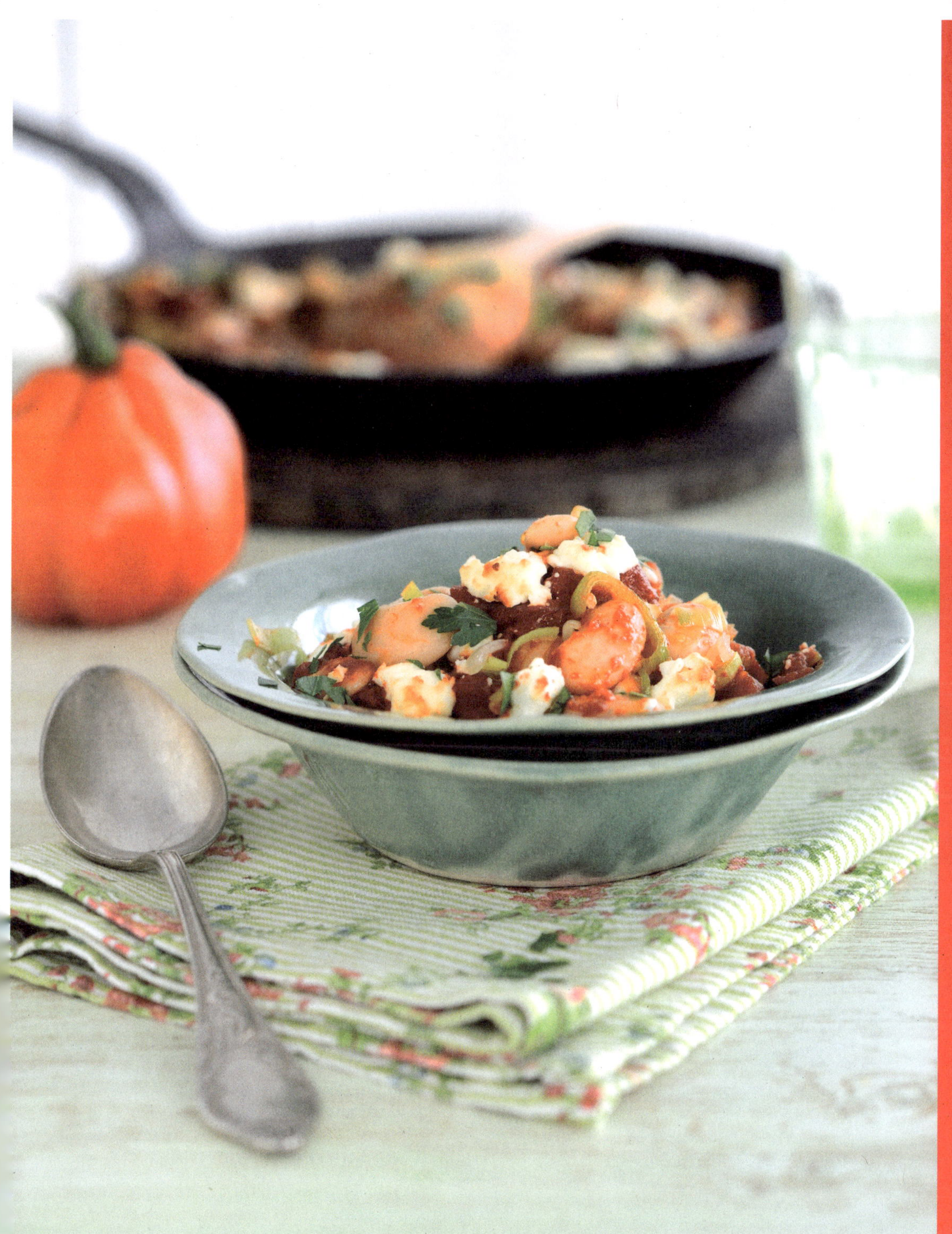

Süßkartoffel-Kichererbsen-Curry

Für 2 Portionen
1 Süßkartoffel (350 g)
200 g Möhren
2 Zwiebeln
1 walnussgroßes Stück Ingwer
2 Knoblauchzehen
1 Dose Kichererbsen (250 g Abtropfgewicht)
1 Dose Pizzatomaten (400 g)
500 ml Gemüsebrühe oder -fond
Salz, 1–2 EL Currypulver
Zucker oder flüssiger Süßstoff
½ Bund Koriander (oder Petersilie)

1. Die Süßkartoffel, Möhren und Zwiebeln schälen und würfeln. Ingwer und Knoblauchzehen schälen und fein hacken.
2. Die Kichererbsen in ein Sieb geben und unter fließendem Wasser abspülen.
3. Etwas Öl in einem Topf erhitzen, Zwiebeln, Knoblauch und Ingwer darin 2 bis 3 Minuten bei mittlerer Hitze andünsten. Süßkartoffeln, Möhren, Pizzatomaten und die Brühe zugeben, aufkochen und zugedeckt 20 Minuten köcheln. Für eine leichte Bindung mit dem Pürierstab 1- bis 2-mal kurz anmixen.
4. Die Kichererbsen zugeben und erhitzen, mit Salz, Currypulver und einer Prise Zucker oder einigen Tropfen Süßstoff abschmecken.
5. Koriander waschen, trockenschütteln und die Blättchen grob schneiden. Auf die Suppe streuen und sofort servieren.

Zeit: 40 Minuten
Pro Portion: 440 kcal (1 847 kJ); 15 g E, 5 g F, 79 g KH, 16,5 g Bst, 6,5 BE, 8 KE

Grüne Graupenminestrone mit Fenchel-Gremolata

Für 2 Portionen
1 l Gemüsebrühe, 80 g Perlgraupen
1 kleine Fenchelknolle (200 g)
150 g grüne Bohnen
1 schlanke Stange Lauch (150 g)
1 Orange (unbehandelt)
1 Knoblauchzehe, Salz, Pfeffer
4 TL kalt gepresstes Olivenöl

1. Die Brühe aufkochen, die Perlgraupen zugeben und 30 Minuten bei milder Hitze köcheln lassen.
2. Fenchel waschen, halbieren und den Strunk herausschneiden; den Fenchel würfeln, das Fenchelgrün beiseitelegen.
3. Die Bohnen waschen und in mundgerechte Stücke schneiden. Lauch halbieren, gründlich waschen und in halbe Ringe schneiden.
4. Nach 15 Minuten Kochzeit Bohnen und Fenchel zu den Graupen geben. Den Lauch in den letzten 5 Minuten mitköcheln.
5. Während die Suppe kocht, die Orange waschen und trockenreiben. 1 EL Schale abreiben. Die Knoblauchzehe schälen, fein hacken, das Fenchelgrün waschen, trockenschütteln und fein schneiden. Alles in einer kleinen Schüssel mischen.
6. Die Suppe abschmecken und mit Würzmischung und Öl zum Beträufeln servieren.

Info: Zum Mitnehmen füllen Sie sich die Suppe in eine gut schließende, mikrowellengeeignete Dose. Gremolata und Öl in einer kleinen Box verrühren und nach dem Erhitzen auf die Suppe geben.
Zeit: 30 Minuten
Pro Portion: 278 kcal (1 165 kJ); 10 g E, 9 g F, 38 g KH, 6,5 g Bst, 3 BE, 4 KE

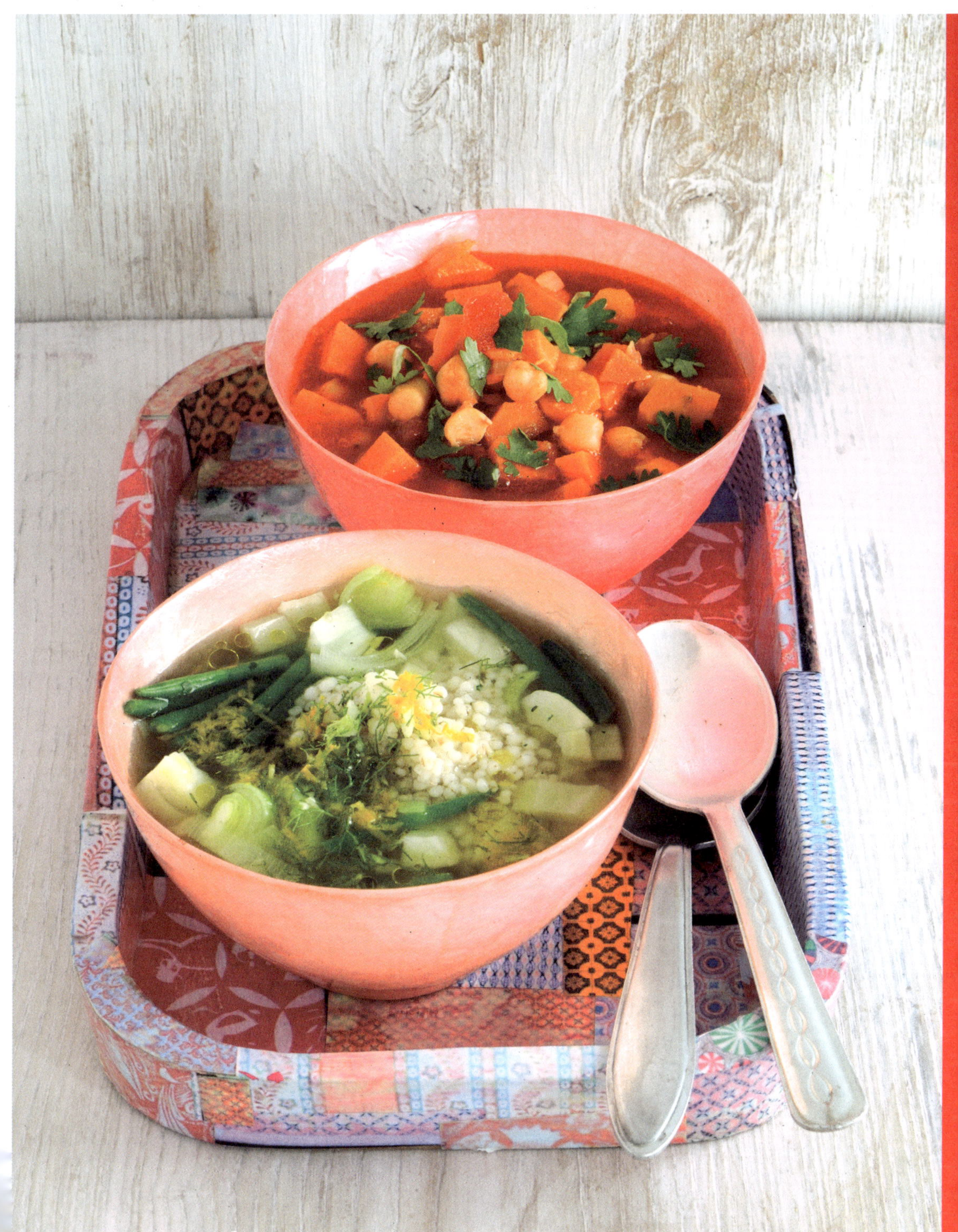

Möhren-Pilaw

Für 2 Portionen
2 Zwiebeln
1 Knoblauchzehe
200 g Möhren
½ kleines Bund Rucola
1 EL Olivenöl
125 g Langkornreis
je ½ TL Kreuzkümmel, Zimt und Paprika
400–500 ml Gemüsebrühe oder -fond
1 EL Tomatenmark
30 g Rosinen
30 g Sonnenblumenkerne
2 Zitronenschnitze

1. Zwiebeln und Knoblauchzehe schälen und würfeln. Die Möhren schälen und in Scheiben schneiden. Rucola waschen, trockenschütteln und grob hacken.
2. Das Öl in einem Topf erhitzen. Reis, Zwiebeln und Knoblauch zugeben und bei mittlerer Hitze 1 bis 2 Minuten anrösten. Die Gewürze zugeben und kurz erhitzen.
3. Möhren, 400 ml Brühe und Tomatenmark unterrühren und zugedeckt 20 Minuten bei ganz kleiner Hitze garen, eventuell etwas Brühe nachfüllen. Nach 15 Minuten die Rosinen zugeben.
4. Den Pilaw eventuell nachwürzen, Rucola unterheben und mit Sonnenblumenkernen bestreuen. Am Tisch mit Zitronensaft beträufeln.

Info: Zum Mitnehmen die Sonnenblumenkerne, geschnittenen Rucola und Zitrone extra verpacken und erst kurz vor dem Essen zum Reis geben.
Zeit: 30 Minuten
Pro Portion: 486 kcal (2 037 kJ); 10 g E, 14 g F, 75 g KH, 6,5 g Bst, 6 BE, 7,5 KE

Buchweizennudeln Asia-Style

Für 2 Portionen
150 g Buchweizennudeln
750 ml Gemüsebrühe oder -fond
1 Paprikaschote
100 g braune Champignons
150 g geräucherter Tofu
2 Knoblauchzehen
1 walnussgroßes Stück Ingwer
100 g TK-Erbsen
2–3 EL Sojasauce
½–1 EL geröstetes Sesamöl

1. Nudeln in der Brühe bissfest garen, abgießen und die Brühe auffangen. Brühe zurück in den Topf gießen.
2. Paprikaschote waschen, trockenreiben und in dünne Streifen schneiden. Champignons mit einem feuchten Küchenpapier abreiben und in dünne Scheiben schneiden. Den Tofu würfeln. Den Knoblauch schälen und in feine Scheiben schneiden. Ingwer schälen und fein hacken.
3. Paprika, Erbsen, Ingwer und Knoblauch in die Brühe geben und 3 bis 4 Minuten garen, das Gemüse sollte noch knackig sein.
4. Nudeln, Champignons und Tofu zugeben und 2 Minuten köcheln. Die Brühe mit Sojasauce und Sesamöl abschmecken.

Info: Wer das Gericht am nächsten Tag mit zur Arbeit nehmen möchte, gart alle Zutaten 1 bis 2 Minuten kürzer.
Variante: Schmeckt auch mit Chinakohl, Spinat oder Pakchoy, Zuckerschoten oder Frühlingszwiebeln. Wer keine Buchweizennudeln bekommt, verwendet dünne Vollkorn-Bandnudeln.
Zeit: 20 Minuten
Pro Portion: 465 kcal (1 940 kJ); 28 g E, 10 g F, 62 g KH, 14 g Bst, 5 BE, 6 KE

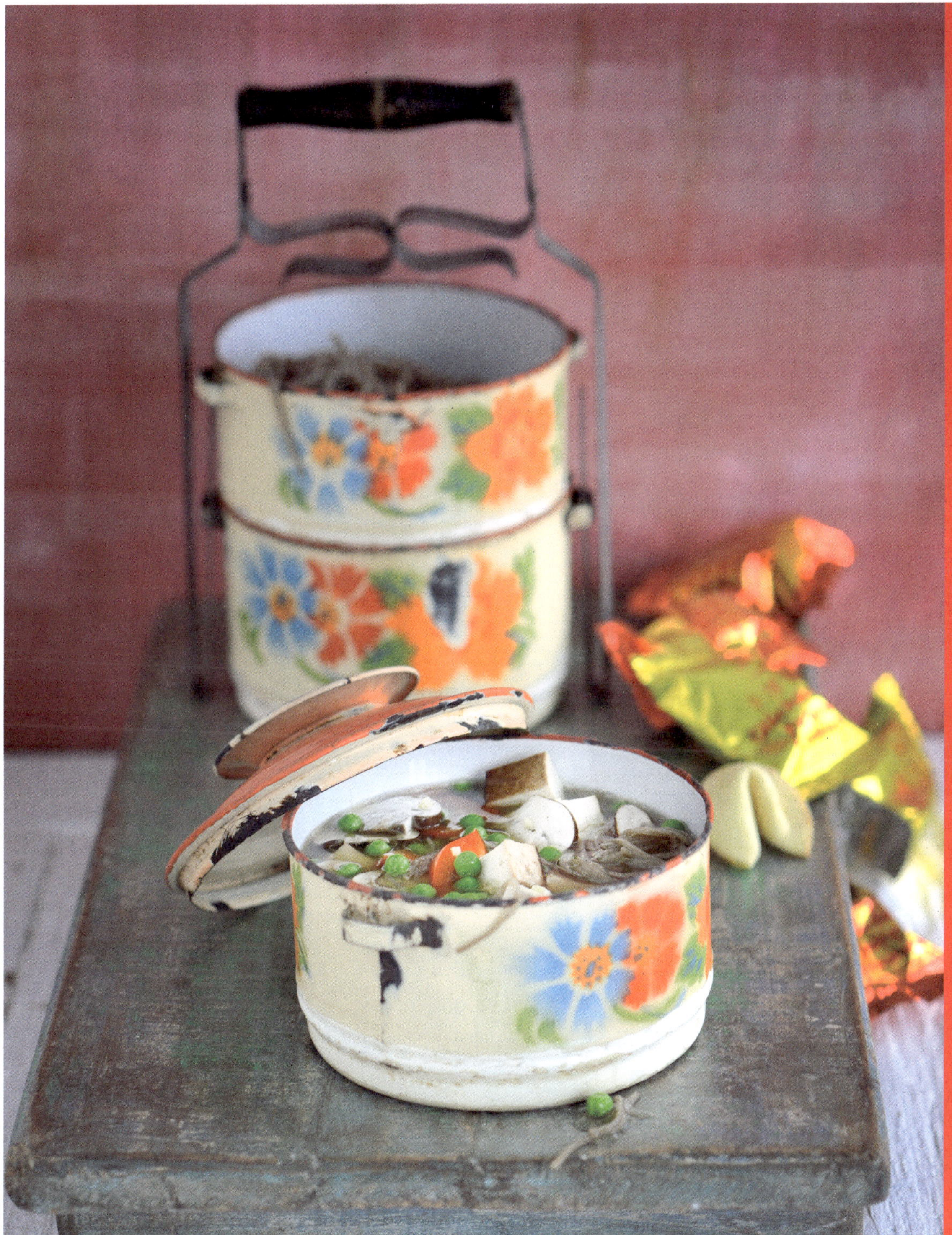

Linsensalat mit Garnelen

Für 2 Portionen
125 g Belugalinsen (oder Berglinsen)
350 ml Gemüsebrühe oder -fond
1 große Möhre
2 Stangen Staudensellerie
1 Knoblauchzehe
1 Fleischtomate (200 g)
100 g Eisbergsalat
200 g gegarte Garnelen (aufgetaute TK-Ware oder aus der Kühltheke)
2–3 EL Weißweinessig
2 EL Chiliöl
Salz, Pfeffer
flüssiger Süßstoff oder eine Prise Zucker

1. Die Linsen mit der Brühe in einen Topf geben, aufkochen und bei kleiner Hitze 30 Minuten garen.
2. Die Möhre schälen. Selleriegrün, soweit vorhanden, beiseitelegen, den Stielansatz vom Staudensellerie abschneiden, mit einem spitzen Messer die Fäden von der gerundeten Seite der Stangen abziehen. Möhre längs vierteln, Möhrenstücke und Staudensellerie in Scheiben schneiden. Das Gemüse nach 20 Minuten zu den Linsen geben, die Hitze dafür eventuell kurz hochschalten, damit alles weiterkocht.
3. Den Knoblauch schälen und fein hacken, die Tomate waschen, den Stielansatz entfernen und das Fruchtfleisch würfeln. Den Salat waschen, trockenschütteln und in Streifen schneiden.
4. Linsen und Gemüse in ein Sieb geben und gut abtropfen lassen.
5. Linsen, Tomaten, Knoblauch und Garnelen in einer Schüssel mit Essig und Öl verrühren, mit Salz, Pfeffer und einigen Tropfen Süßstoff oder Zucker abschmecken.
6. Zum Schluss den Eisbergsalat und eventuell das gehackte Selleriegrün unter den Salat heben und servieren.

Info: Wer den Salat als Mittagssnack mit zur Arbeit nimmt, füllt den Eisbergsalat und das Selleriegrün nur locker auf die anderen Zutaten und rührt ihn erst kurz vor dem Essen unter, so bleibt alles knackig frisch.
Variante: Für die „Blitzversion" verwenden Sie eine Dose Linsen mit Suppengrün. Gründlich in einem Sieb unter fließendem Wasser abspülen und abtropfen lassen.
Zeit: 40 Minuten
Pro Portion: 405 kcal (1 692 kJ); 36 g E, 13 g F, 33 g KH, 15 g Bst, 2,5 BE, 3,5 KE

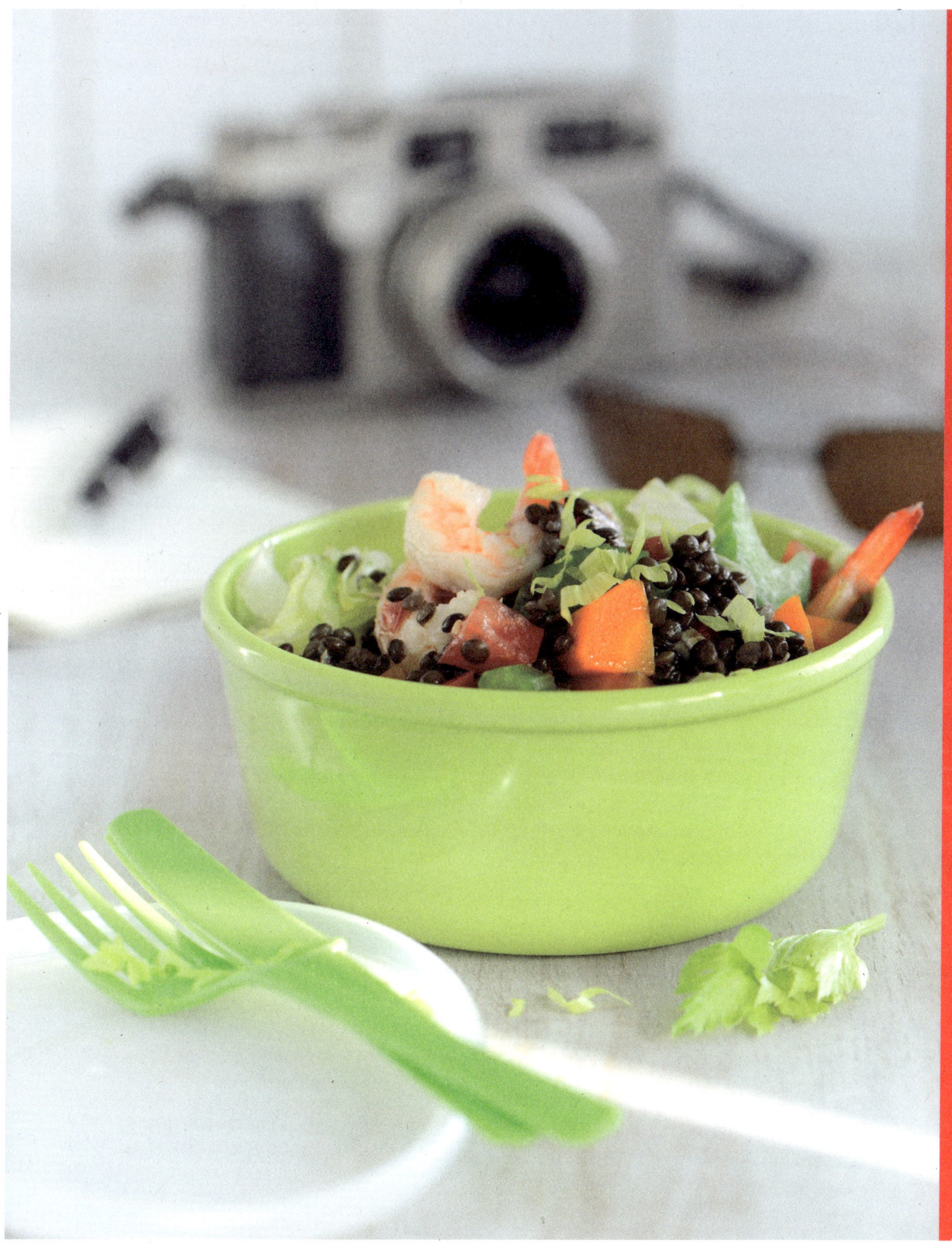

Knackiger Kartoffelsalat mit Putenbrust

Für 2 Portionen
400 g Kartoffeln
3 Stangen Staudensellerie
½ Bund Radieschen, 1 Zwiebel
1 Bund Schnittlauch
200 g geräucherte Putenbrust (am besten in einer etwa 0,5 cm dicken Scheibe)
150 ml Geflügel- oder Gemüsebrühe
3–4 TL Senf (mittelscharf oder grob)
2–3 EL Wein- oder Apfelessig
2 EL Raps- oder Olivenöl

1. Kartoffeln waschen und in der Schale in gesalzenem Wasser 20 Minuten garen.
2. Staudensellerie und Radieschen putzen und in Scheiben schneiden. Zwiebel schälen und fein würfeln, Schnittlauch in Röllchen schneiden. Putenfleisch würfeln oder in Streifen schneiden.
3. Brühe und Zwiebeln einmal aufkochen, Senf, Essig und Öl unterrühren und mit wenig Salz und Pfeffer abschmecken.
4. Kartoffeln abgießen, pellen, in Scheiben schneiden und 10 Minuten in der Brühe ziehen lassen. Dann Pute, Sellerie und Radieschen unterheben und mit Schnittlauch bestreut servieren.

Info: Wenn Sie den Salat mitnehmen, verpacken Sie die Schnittlauchröllchen am besten in einem Extra-Döschen und geben sie kurz vor dem Essen zum Salat.
Variante: Wer eine vegetarische Variante bevorzugt, lässt die Putenbrust weg und isst stattdessen 1–2 hartgekochte Eier zum Salat.
Zeit: 40 Minuten
Pro Portion: 356 kcal (1 487 kJ); 30 g E, 12 g F, 29 g KH, 5,5 g Bst, 2,5 BE, 3 KE

Orientalischer Linsen-Fenchel-Salat

Für 2 Portionen
100 g rote Linsen
2 kleine Fenchelknollen (à 250 g)
Salz, 30 g getrocknete Soft-Aprikosen
2 EL Zitronensaft
einige Tropfen Ahornsirup
2 EL kalt gepresstes Olivenöl, Pfeffer
gemahlener Kreuzkümmel
gemahlener Zimt, gemahlener Kardamom
2 kleine runde Ziegenfrischkäse (à 40 g)

1. Wasser aufkochen und die Linsen darin 6 bis 7 Minuten bissfest garen.
2. In der Zwischenzeit den Fenchel halbieren, das Fenchelgrün beiseitelegen. Den Strunk keilförmig herausschneiden und die Fenchelhälften in dünne Streifen schneiden oder hobeln. Fenchel in eine Schüssel geben und mit ¼ TL Salz bestreuen. Mit den Fingern oder mit einem Kartoffelstampfer etwas durchkneten, bis der Fenchel etwas glasig wird und ein wenig Saft austritt.
3. Aprikosen in Streifen schneiden und zusammen mit den abgetropften Linsen zum Fenchel geben.
4. Zitronensaft, Ahornsirup und Öl über den Salat geben und alles gut durchmischen. Mit Salz, Pfeffer, Kreuzkümmel, Zimt und Kardamom würzen.
5. Den Ziegenkäse grob zerbröckeln und auf dem Salat verteilen. Mit dem gehackten Fenchelgrün servieren oder zum Mitnehmen in eine Kunststoffbox füllen.

Variante: Statt der Trockenfrüchte können Sie eine Mandarine, eine Birne oder einen Pfirsich hinzugeben.
Zeit: 30 Minuten
Pro Portion: 408 kcal (1 710 kJ); 19 g E, 16 g F, 44 g KH, 12,5 g Bst, 3,5 BE, 4,5 KE

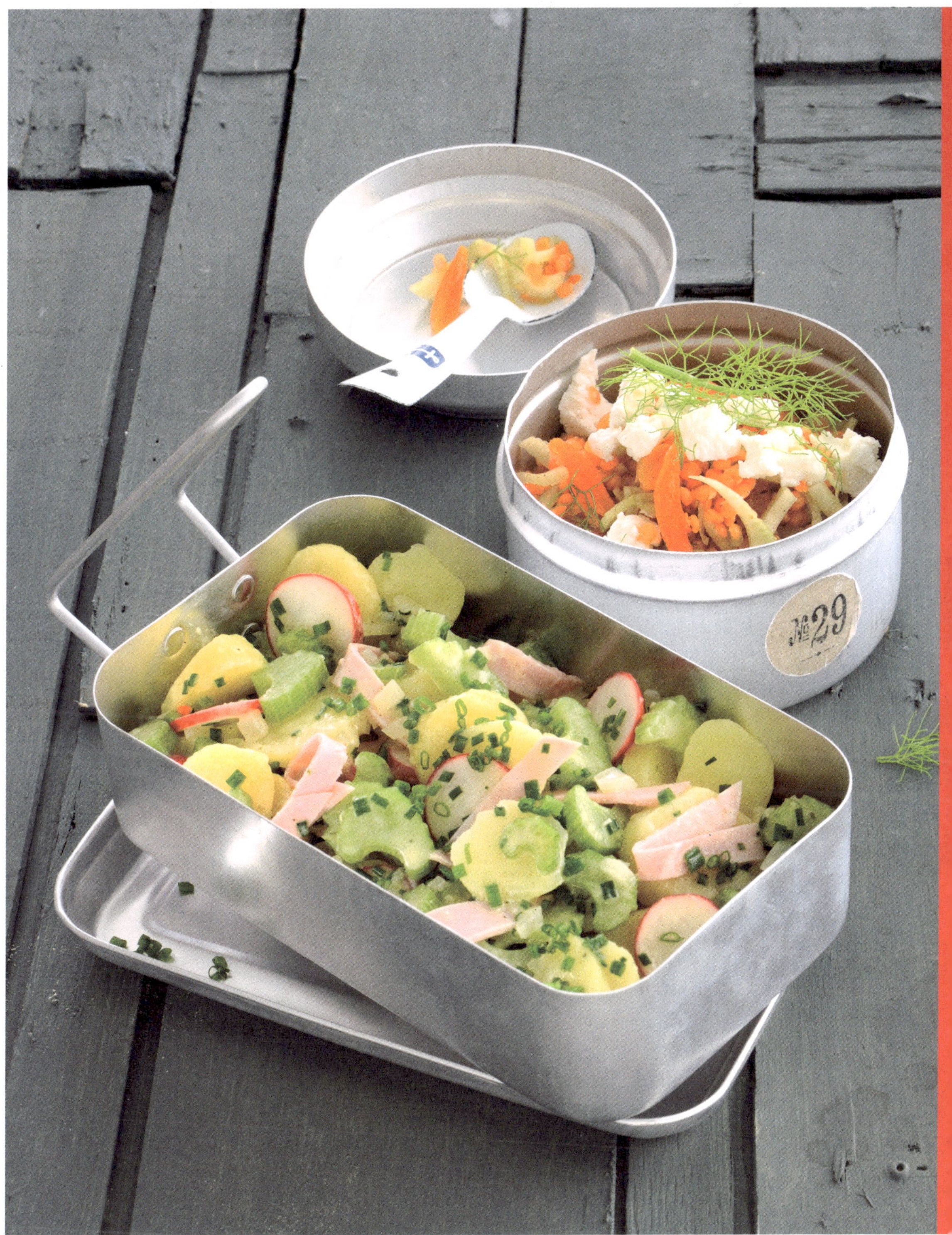
№29

Tomatensalat mit Avocado und Maracujadressing

Für 2 Portionen
200 g Putenbrustfilet, 2 TL Harissa
30 g getrocknete Tomaten
6 EL heiße Gemüsebrühe
400 g gemischte bunte Tomaten (z. B. rote und gelbe Kirschtomaten, Ochsenherztomaten etc.)
1 Avocado (200 g), 1 rote Zwiebel
2 Maracuja (Passionsfrüchte)
2 EL Rapsöl, 1 EL Weinessig
½ Messlöffel Johannisbrotkernmehl
Salz, Pfeffer, Zucker oder Süßstoff
½ Bund Koriander

1. Putenbrust in Streifen schneiden und mit Harissa in einer Schüssel mischen.
2. Getrocknete Tomaten in Streifen schneiden, mit der Brühe übergießen.
3. Tomaten und Avocado putzen und mundgerecht würfeln. Zwiebel schälen und in Scheiben schneiden.
4. Maracuja halbieren, Fruchtfleisch mit einem Löffel ausschaben. Zusammen mit 1 EL Rapsöl und Essig zu den getrockneten Tomaten geben. Salatdressing mit Johannisbrotkernmehl leicht binden und mit Salz, Pfeffer und Zucker abschmecken.
5. Korianderblättchen hacken und mit den vorbereiteten Zutaten unter das Dressing heben.
6. Das restliche Öl (1 EL) in einer beschichteten Pfanne erhitzen und die Putenbrust darin 5 bis 8 Minuten rundherum braten.
7. Salat auf Tellern verteilen, die Putenbruststreifen daraufgeben.

Zeit: 30 Minuten
Pro Portion: 583 kcal (2 434 kJ); 36 g E, 21 g F, 58 g KH, 9,5 g Bst, 5 BE, 6 KE

Bohnensalat mit Thunfisch

Für 2 Portionen
200 g grüne Bohnen, Salz
½ Bund Rucola (40 g)
200 g kleine Tomaten, 1 rote Zwiebel
1 Dose Thunfisch in Aufguss
1 Mini-Dose Kidneybohnen
1–2 EL Balsamessig, 3 EL Olivenöl
5–6 EL Gemüsebrühe oder -fond, Pfeffer
Zucker oder flüssiger Süßstoff
2 Scheiben Vollkornbrot
1 EL Tomatenmark

1. Bohnen waschen, Stielansätze und Spitzen abschneiden und in mundgerechte Stücke schneiden oder brechen. In wenig Salzwasser 8–10 Minuten knackig garen, in ein Sieb geben und abtropfen lassen.
2. Rucola waschen, trockenschütteln und in Streifen schneiden, Tomaten waschen, trockenreiben und vierteln, Zwiebel schälen und in Streifen schneiden.
3. Thunfisch und Kidneybohnen in ein Sieb geben und abtropfen lassen.
4. Essig, Öl und Gemüsebrühe verrühren, mit Salz, Pfeffer und Zucker würzen.
5. Den Thunfisch grob zerteilen und mit den Bohnen, Tomaten, Zwiebeln, Kidneybohnen und Rucola in eine Schüssel geben. Die Sauce vorsichtig unterheben.
6. Die Brote mit Tomatenmark bestreichen, zusammenklappen und zum Salat essen.

Info: Wer den Salat in der Pause essen möchte, verpackt den Rucola extra oder verteilt ihn nur locker auf dem Salat. Erst kurz vorher unterheben, so bleibt er knackig.
Zeit: 30 Minuten
Pro Portion: 410 kcal (1 715 kJ); 29 g E, 12 g F, 43 g KH, 13,5 g Bst, 3,5 BE, 4,5 KE

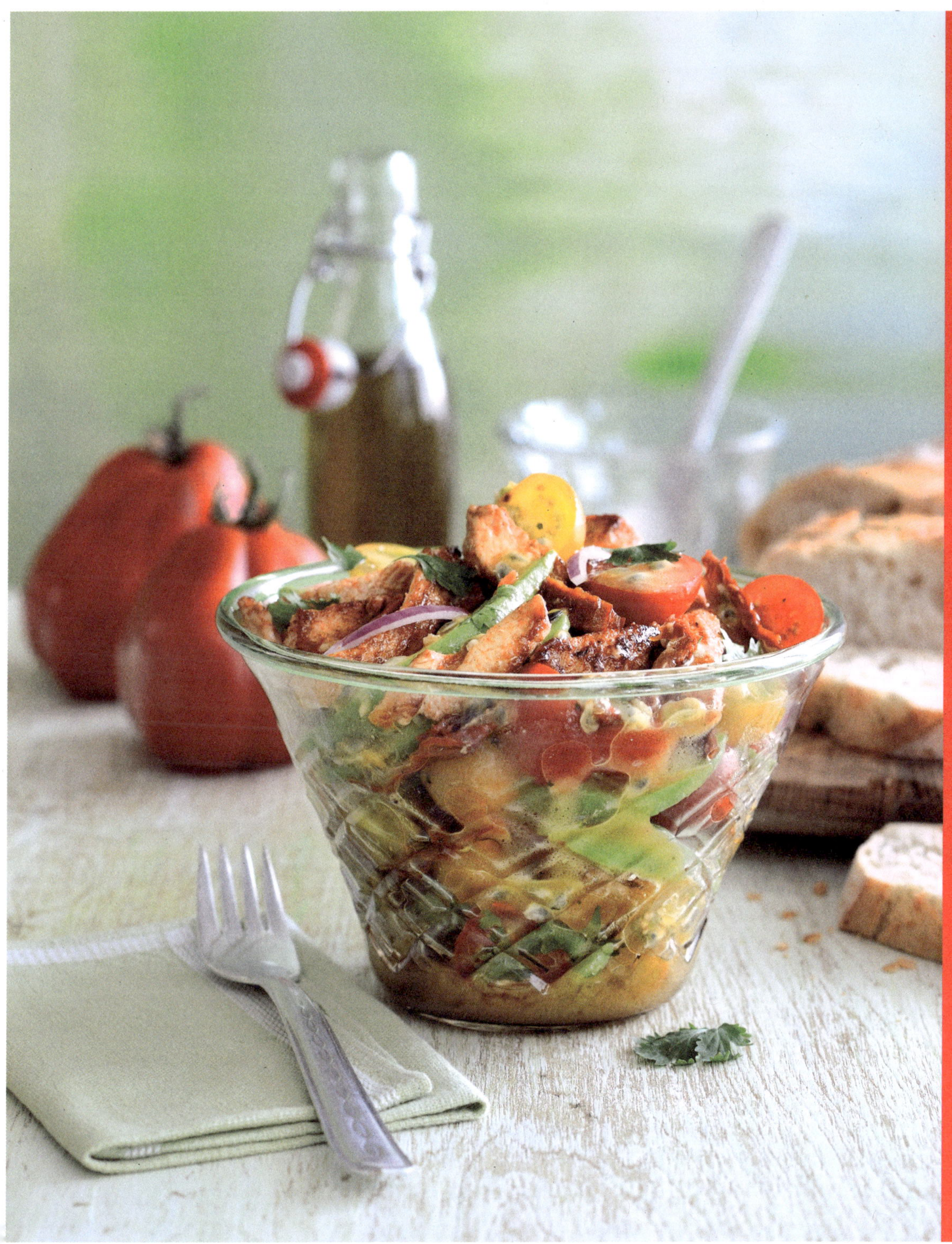

Hackbällchen mit Hummus

Für 2 Portionen
1 kleine Zwiebel
200 g Beefsteakhack (Tatar)
100 g Buttermilch- oder Magerquark
1 Eigelb, 1–2 TL Senf
1 EL Weizenkleie, 2 EL Haferflocken
Salz, Pfeffer, 1 EL Rapsöl
1 Kohlrabi (350 g)
1 kleine Saftorange
1 Dose Kichererbsen (250 g)
1 EL Tahini, Cayennepfeffer
1 Bund Schnittlauch

1. Die Zwiebel schälen und fein würfeln. Hackfleisch mit Zwiebelwürfeln, Quark, Eigelb, Senf, Kleie und Haferflocken in einer Schüssel vermengen, dabei mit Salz und Pfeffer würzen.
2. Rapsöl in einer beschichteten Pfanne erhitzen, mit feuchten Händen 16 bis 18 Hackbällchen formen und rundherum bei milder Hitze etwa 10 Minuten goldbraun braten. Die Hackbällchen abkühlen lassen.
3. Kohlrabi schälen und in Stifte schneiden. Die Orange halbieren und auspressen.
4. Kichererbsen abtropfen lassen und mit 4 EL Orangensaft und Tahini in ein hohes Gefäß geben und pürieren, dabei nach Bedarf noch etwas Saft zufügen.
5. Mit Salz und Cayennepfeffer abschmecken, Schnittlauch in Röllchen schneiden und unter das Kichererbsenpüree (Hummus) geben.

Info: Tahini (auch Tahin) besteht aus fein gemahlenen Sesamkörnern.
Zeit: 35 Minuten
Pro Portion: 513 kcal (2 148 kJ); 44 g E, 18 g F, 40 g KH, 11 g Bst, 3 BE, 4 KE

Griechische Hefeschnecken

Für 12 Stück
1 Zweig Rosmarin
340 g Dinkelmehl (Type 630)
10 g Weizenkeime
Salz, 1 Päckchen Trockenbackhefe
1 Zucchini (200 g)
50 g schwarze Oliven ohne Stein
150 g Buttermilch- oder Magerquark
1 EL Olivenöl, 1 EL Tomatenmark
Salz, Pfeffer, 100 g Feta

1. Rosmarinnadeln fein hacken und mit Mehl, Weizenkeimen, 1 TL Salz, Trockenbackhefe und 250 ml lauwarmem Wasser zu einem glatten Teig verkneten. Zugedeckt etwa 30 Minuten an einem warmen Ort gehen lassen.
2. Zucchini waschen und grob raspeln, Oliven grob hacken, Quark mit Olivenöl, Tomatenmark, Salz und Pfeffer verrühren.
3. Den Backofen auf 180 °C vorheizen. Die Mulden einer Muffinform mit 12 Papiermanschetten auslegen.
4. Hefeteig auf einer bemehlten Arbeitsplatte auf die Größe von etwa 30 x 40 cm ausrollen und mit dem Quark bestreichen.
5. Zucchini, Oliven und den fein zerbröckelten Feta auf dem Teig verteilen, etwas andrücken und von der langen Seite her aufrollen.
6. Die Teigrolle in 12 Stücke schneiden und mit der Schnittfläche nach oben in die Mulden der Muffinform setzen. Auf der mittleren Schiene 25–30 Minuten backen.

Info: Die restlichen Schnecken können Sie als Vorrat einfrieren.
Zeit: 90 Minuten (30 Minuten Arbeitszeit)
Pro Stück: 147 kcal (617 kJ); 6 g E, 4 g F, 20 g KH, 2 g Bst, 1,5 BE, 2 KE

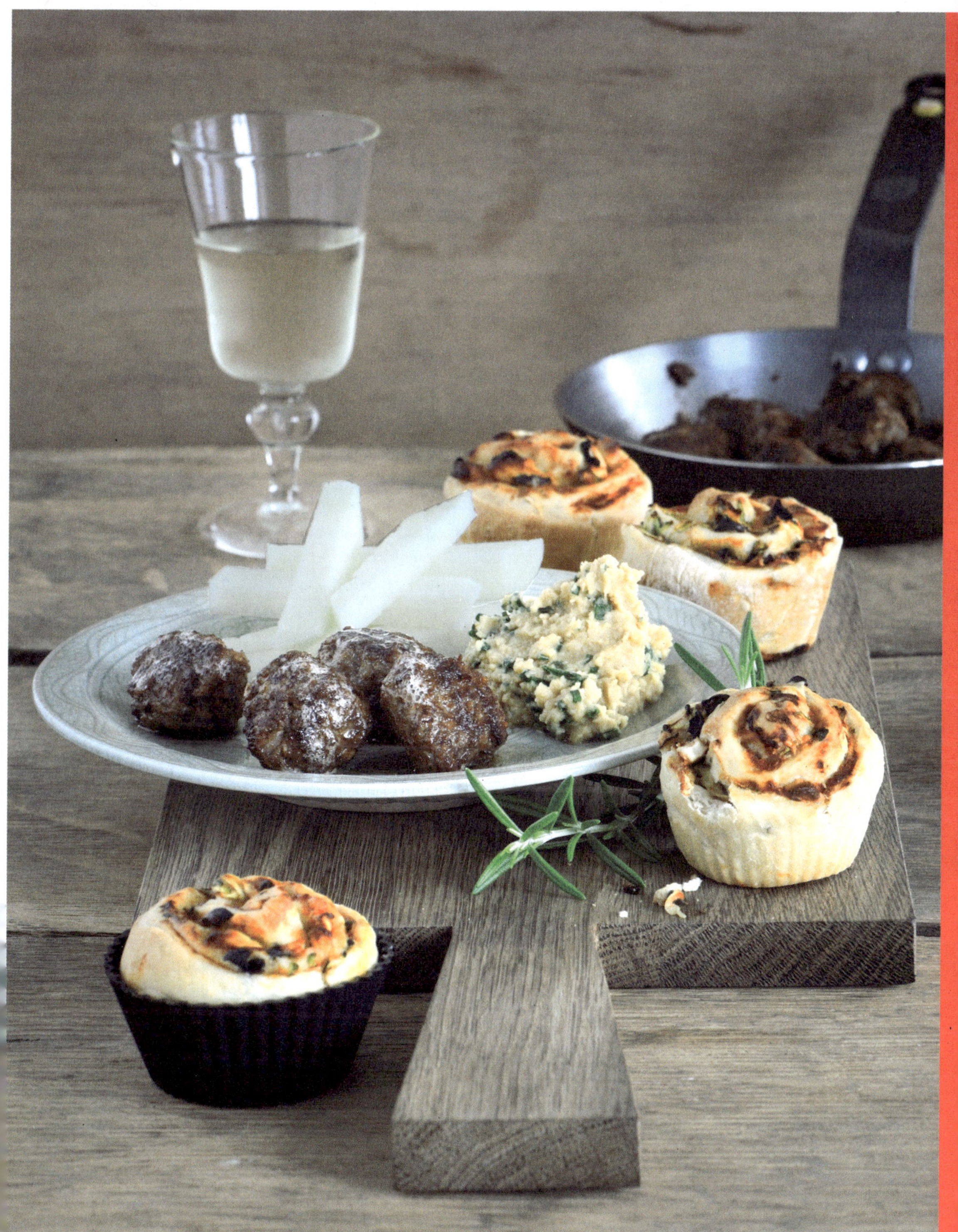

Gefülltes Schweinefilet mit Blechkartoffeln

Für 4 Portionen
20 g getrocknete Steinpilze
3 Stiele frischer Salbei
50 g Walnusskerne
2 kleine Schweinefilets (à ca. 300 g)
Pfeffer
100 g Parmaschinken in dünnen Scheiben
1 kg Kartoffeln
2 EL Olivenöl
Salz
1–2 TL frische Rosmarinnadeln (oder getrocknete italienische Kräuter)
3 EL Semmelbrösel

1. Die Steinpilze mit kochendem Wasser übergießen, sodass sie gerade eben bedeckt sind. Salbei waschen, trockenschütteln und in Streifen schneiden. Die Walnüsse hacken.
2. Die Schweinefilets längs bis zur Mitte tief einschneiden, das Fleisch rundherum mit Pfeffer würzen. Die Steinpilze aus dem Einweichwasser nehmen und mit Küchenpapier trockentupfen. Steinpilze, Nüsse und Salbeiblätter in die Einschnitte füllen.
3. 50 Gramm Parmaschinken etwas überlappend nebeneinander auf die Arbeitsplatte legen. Das dünne Ende der Schweinefilets etwas einklappen, den Einschnitt zudrücken und das Filet in den Schinken einwickeln. Das zweite Filet ebenso verarbeiten.
4. Den Backofen auf 220 °C vorheizen.
5. Die Kartoffeln schälen und längs vierteln. Kartoffeln und Öl in eine Schüssel geben, Salz, Pfeffer, Kräuter und Semmelbrösel zugeben und gut durchmischen.
6. Die Kartoffeln auf ein Backblech geben und 15 Minuten auf der mittleren Schiene garen.
7. Die Kartoffeln etwas zur Seite schieben und die beiden Filets in die Mitte geben. Die Temperatur auf 180 °C zurückschalten und alles 15 bis 20 Minuten weitergaren.
8. Das Filet in Scheiben schneiden und mit den Blechkartoffeln anrichten.

Info: Dazu passt ein grüner Blattsalat, zum Beispiel aus Rucola, Feldsalat oder jungen Spinatblättern.
Variante: Zum Füllen des Filets eignet sich auch eine Mischung aus Pinienkernen, getrockneten Tomaten und Rosmarin.
Zeit: 70 Minuten (davon 30 Minuten Arbeitszeit)
Pro Portion: 553 kcal (2314 kJ); 47 g E, 22 g F, 38 g KH, 6 g Bst, 3 BE, 4 KE

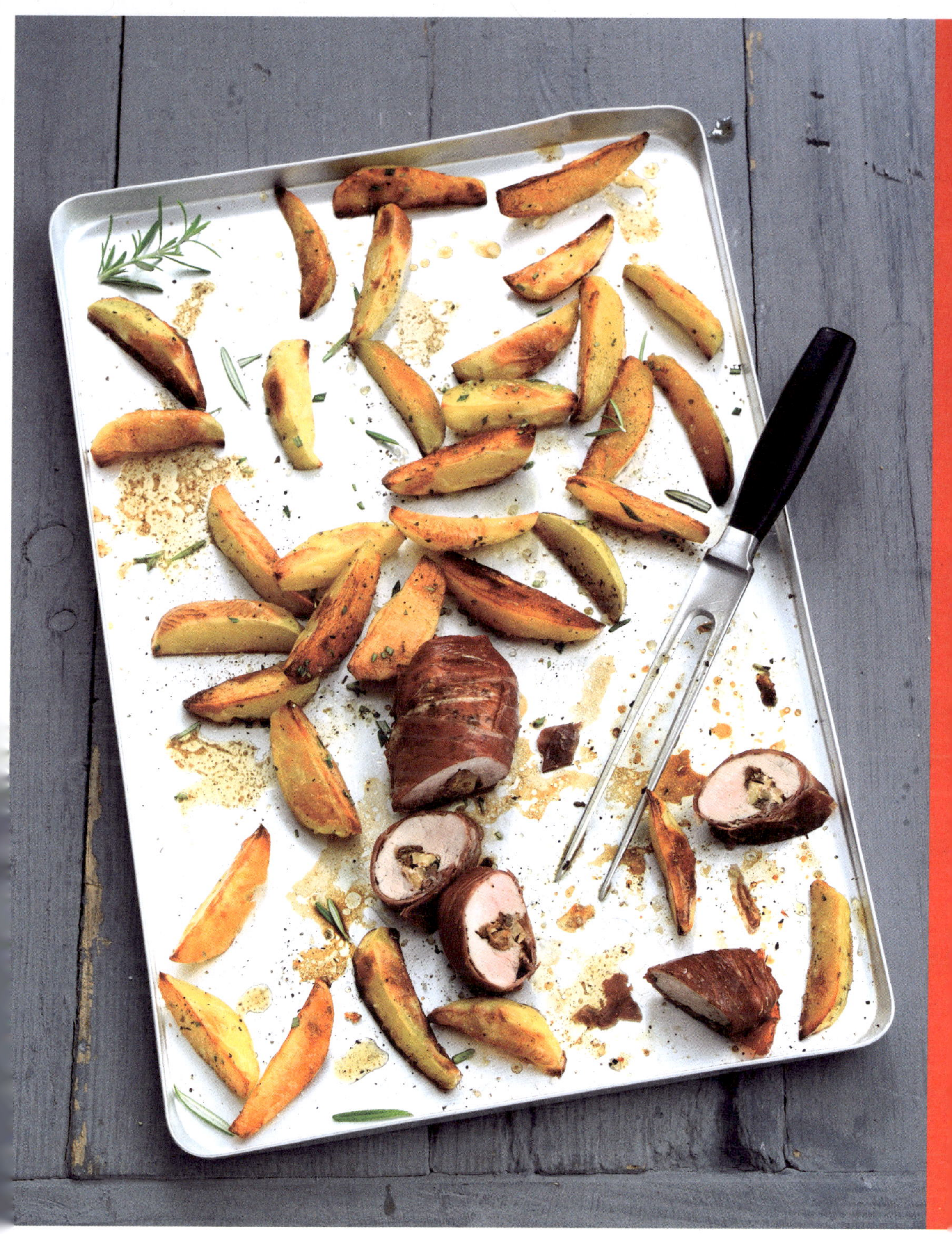

Mediterranes Jägerschnitzel

Für 2 Portionen
250 g Kartoffeln, Salz, 200 g Brokkoli
1 Zwiebel, 1 Knoblauchzehe
300 g braune Champignons
1 EL Öl
2 Scheiben Schweineschnitzel (à 150 g)
Pfeffer, 1 Zweig Rosmarin
3 EL Balsamessig
100 ml Orangensaft, 3 EL Sahne
8 EL fettarme Milch (1,5 %)
10 g Margarine oder Butter

1. Kartoffeln schälen und in Salzwasser 20 Minuten kochen. Nach 5 Minuten Brokkoliröschen zugeben und mitgaren.
2. Zwiebel und Knoblauch schälen und würfeln. Champignons putzen und in Scheiben schneiden.
3. Backofen auf 150 °C vorheizen. Öl in einer beschichteten Pfanne erhitzen, die Schnitzel darin von beiden Seiten 1 Minute braten, mit Salz und Pfeffer würzen und auf einer Platte im Ofen zu Ende garen.
4. Zwiebeln im Bratfett 4 Minuten garen, dann Pilze und Rosmarinzweig zugeben. Weitere 6–8 Minuten braten.
5. Essig, Saft und Sahne zugeben und 3 Minuten einkochen. Rosmarin herausnehmen, die Sauce mit Salz und Pfeffer abschmecken und über das Fleisch gießen.
6. Kartoffeln und Brokkoli abgießen und mit heißer Milch und Fett grob zerstampfen. Mit Salz und Pfeffer abschmecken.

Zeit: 50 Minuten
Pro Portion: 466 kcal (1 954 kJ); 45 g E, 17 g F, 29 g KH, 6 g Bst, 2,5 BE, 3 KE

Königsberger Klopse

Für 4 Portionen
3 Scheiben Toastbrot
1 Zitrone (unbehandelt), ½ Bund Petersilie
1 Zwiebel, 1 EL Rapsöl
500 g Kalbshackfleisch
1 Ei, Salz, Pfeffer, 1 kg Kartoffeln
400 ml Kalbsfond oder Geflügelbrühe
1 EL Margarine oder Butter, 1 EL Mehl
200 ml fettarme Milch (1,5 % Fett)
2 EL kleine Kapern (Glas), Zucker
1 Eigelb
1–2 Messlöffel Johannisbrotkernmehl

1. Brot in lauwarmem Wasser einweichen und ausdrücken. 1 TL Zitronenschale abreiben, die Petersilienblätter fein hacken.
2. Zwiebel schälen, fein würfeln und im Öl bei mittlerer Hitze glasig dünsten.
3. Die vorbereiteten Zutaten mit Hack, Ei, Salz und Pfeffer durchkneten.
4. Kartoffeln schälen, in Salzwasser garen.
5. Hackklopse formen und im siedenden Fond 10 Minuten garen. Mit einer Schaumkelle herausheben und warmstellen. Den Fond durchsieben.
6. Margarine in einem Topf erhitzen, Mehl mit einem Schneebesen einrühren. Milch und 200 ml vom Fond unter ständigem Rühren dazugießen und aufkochen. Mit Kapern, Zitronensaft, Salz und Pfeffer und einer Prise Zucker abschmecken, die Klopse einige Minuten in der Sauce erhitzen.
7. Das Eigelb in die Sauce rühren. Nicht mehr kochen lassen! Die Sauce eventuell mit etwas Johannisbrotkernmehl binden.

Zeit: 60 Minuten
Pro Portion: 507 kcal (2 122 kJ); 36 g E, 19 g F, 44 g KH, 5 g Bst, 3,5 BE, 4,5 KE

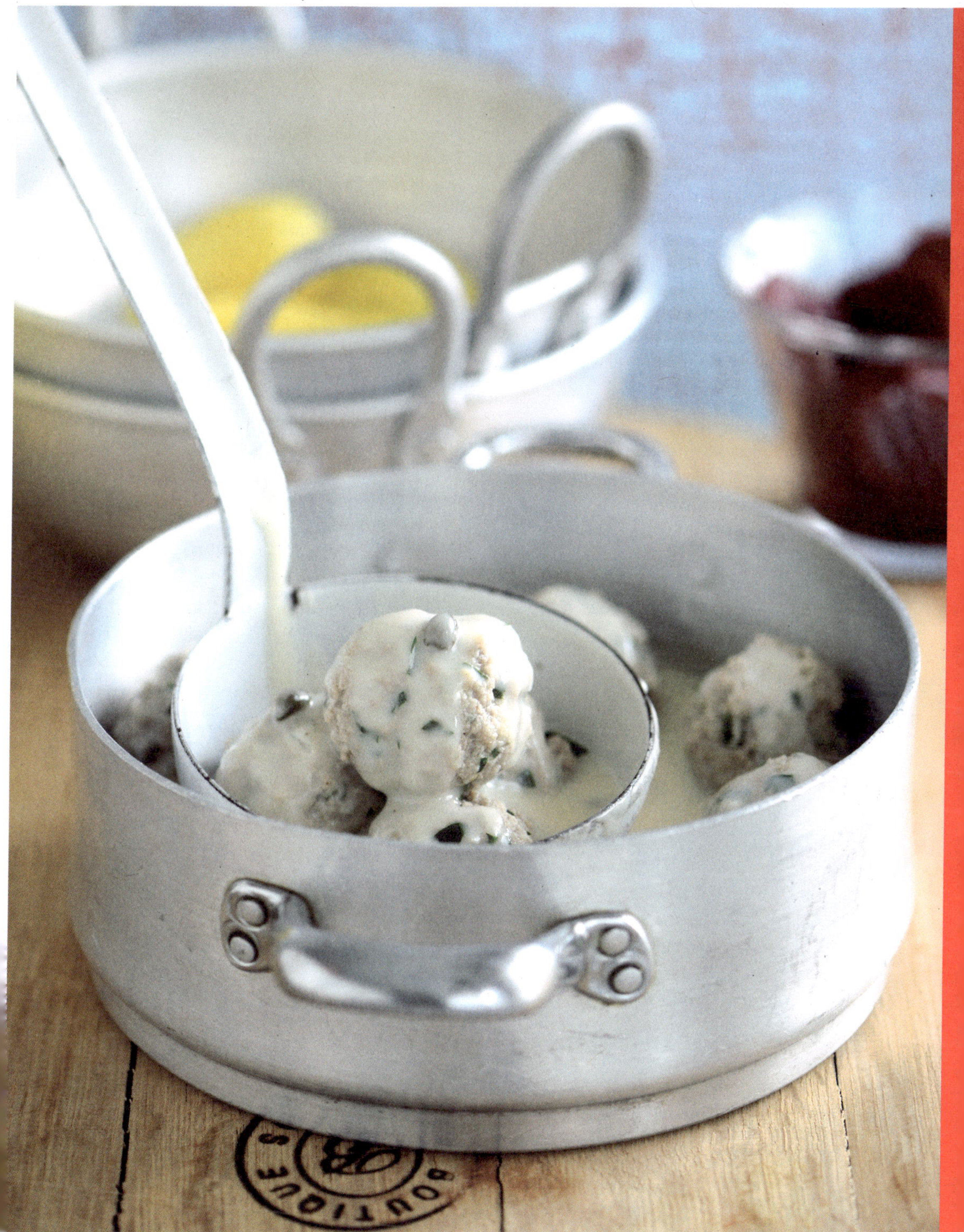
BOUTIQUE

Paella mit Hähnchenkeulen

Für 4 Portionen
2 Zwiebeln, 2 Knoblauchzehen
1 rote Paprikaschote
200 g feine grüne Bohnen
1 Dose Mais (285 g Abtropfgewicht)
2 EL Olivenöl
8 Hähnchenunterkeulen (ca. 800 g)
Salz, Pfeffer, Paprikapulver edelsüß
1 l Geflügel- oder Gemüsebrühe
1 Döschen oder Briefchen Safran (0,1 g)
100 g Erbsen (TK)
300 g Paella- oder Risottoreis

1. Zwiebeln und Knoblauch schälen und würfeln. Paprikaschote und Bohnen putzen und in mundgerechte Stücke schneiden. Mais abtropfen lassen.
2. Backofen auf 250 °C vorheizen.
3. Öl in einer ofenfesten Pfanne erhitzen, Hähnchenkeulen 5 Minuten rundherum anbraten. Mit Salz, Pfeffer und Paprikapulver würzen und die Keulen aus der Pfanne nehmen.
4. Zwiebeln, Knoblauch und Bohnen im Bratfett andünsten. Brühe, Safran, das übrige Gemüse und den Reis unterrühren und aufkochen. Die Hähnchenteile darauflegen.
5. Auf der zweiten Einschubleiste von unten 25–35 Minuten garen, nach 10 Minuten die Hitze auf 200 °C herunterschalten. Die Paella eventuell zum Schluss mit etwas Alufolie abdecken, damit die Hähnchenkeulen nicht zu dunkel werden.

Variante: Paella schmeckt auch mit Kaninchenkeulen oder Meeresfrüchten.
Zeit: 60 Minuten (30 Minuten Arbeitszeit)
Pro Portion: 626 kcal (2 620 kJ); 32 g E, 20 g F, 76 g KH, 6,5 g Bst, 6,5 BE, 7,5 KE

Hähnchenpiccata mit Basilikumnudeln

Für 2 Portionen
1 Zwiebel, 1 Knoblauchzehe
1 rote Paprikaschote (250 g)
125 ml Gemüsebrühe
30 g frisch geriebener italienischer Hartkäse (z. B. Grana Padano)
1 Ei, Salz, Pfeffer, 1 EL Mehl
150 g Spaghetti
2 kleine Hähnchenbrustfilets (à 150 g)
1 EL Rapsöl, 1–2 EL Balsamicoessig
1 Bund Basilikum
½ EL Butter oder Margarine

1. Zwiebel und Knoblauch schälen, Paprika putzen, alles würfeln. Gemüse und Brühe aufkochen und zugedeckt 15–20 Minuten kochen.
2. Käse fein reiben, mit dem Ei, etwas Salz und Pfeffer in einem tiefen Teller verquirlen. Mehl auf einen zweiten Teller geben. Nudeln nach Packungsanweisung garen.
3. Hähnchenbrustfilets mit Küchenpapier trockentupfen, mit einem großen Messer waagerecht halbieren. Mit Salz und Pfeffer würzen und im Mehl wenden. Das überschüssige Mehl abschütteln und die Schnitzel in der Eiermasse wenden.
4. Öl in einer beschichteten Pfanne erhitzen und das Fleisch von jeder Seite etwa 3–5 Minuten bei mittlerer Hitze braten, je nach der Dicke des Fleisches.
5. Das Gemüse in der Brühe pürieren und mit Salz, Pfeffer und Essig abschmecken.
6. Basilikum waschen, trockenschütteln und die Blättchen in feine Streifen schneiden. Die Nudeln abgießen und mit der Butter oder Margarine mischen.

Zeit: 40 Minuten
Pro Portion: 626 kcal (2 617 kJ); 56 g E, 18 g F, 56 g KH, 11,5 g Bst, 4,5 BE, 5,5 KE

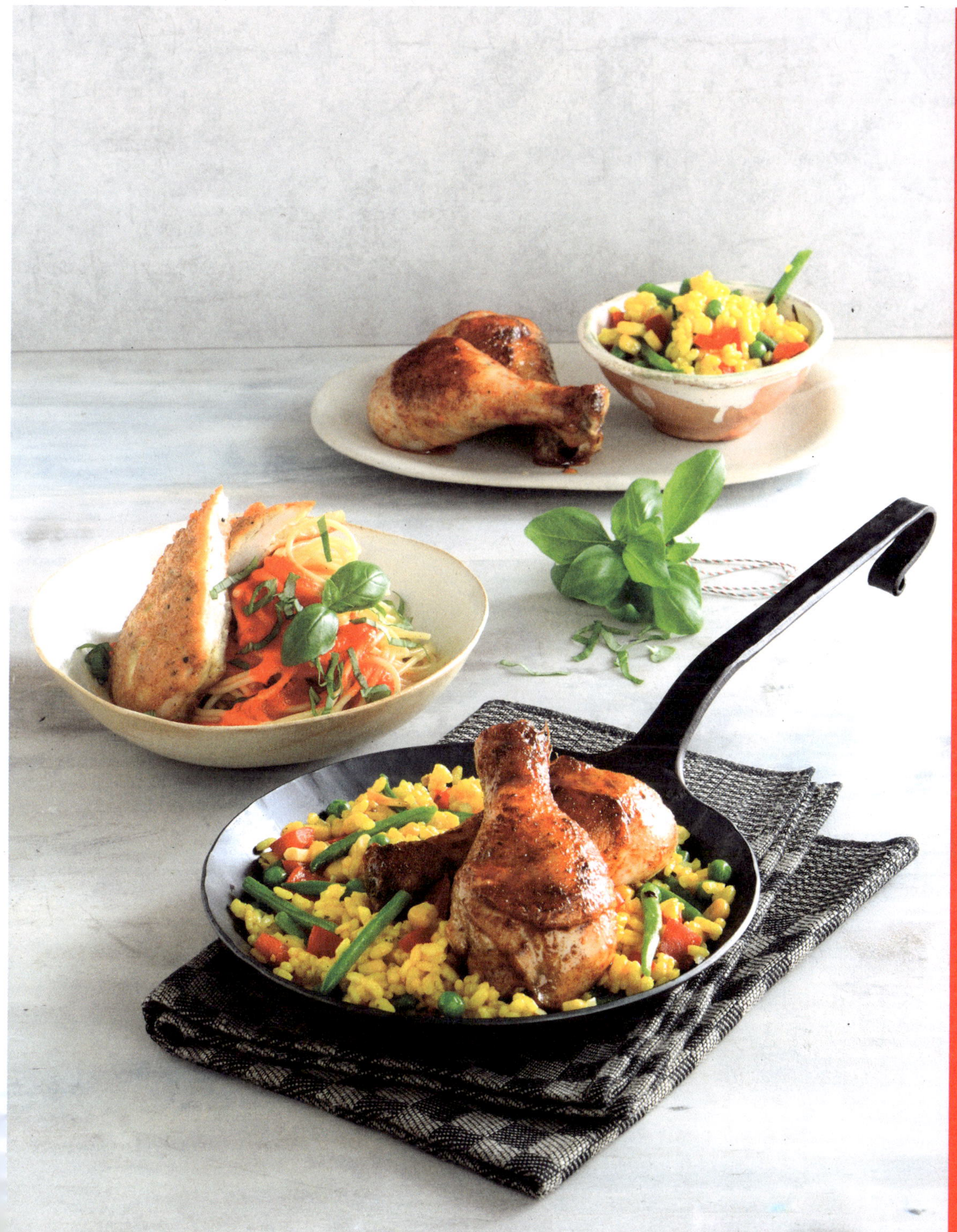

Ossobuco mit Polenta

Für 4 Portionen
400 g Zwiebeln, 3–4 Knoblauchzehen
200 g Möhren, 200 g Staudensellerie
1 Stange Lauch (200 g), 2 EL Olivenöl
4 Scheiben Kalbshaxe (à ca. 300 g)
Salz, Pfeffer
200 ml trockener Weißwein
1,3 l Rinderfond oder Fleischbrühe
1 Dose Pizzatomaten (400 g)
200 g Maisgrieß (Polenta)
Schale von ½ Zitrone (unbehandelt)
1 Bund Petersilie

1. Zwiebeln, Knoblauch und Möhren schälen und würfeln. Staudensellerie und Lauch putzen und in Scheiben schneiden.
2. Den Backofen auf 200 °C vorheizen.
3. Öl in einem Bräter erhitzen und das Fleisch von beiden Seiten je 2–3 Minuten anbraten, mit Salz und Pfeffer würzen.
4. Fleisch aus dem Bräter nehmen, Gemüse im Bratfett 3–4 Minuten anrösten, dabei mit Salz und Pfeffer würzen.
5. Wein zugießen, fast völlig einkochen lassen. 500 ml Fond und Tomaten zugeben, Fleischscheiben auf das Gemüse setzen und zugedeckt auf der unteren Schiene 2–2½ Stunden schmoren lassen.
6. 15 Minuten bevor das Fleisch gar ist, den restlichen Fond erhitzen und den Maisgrieß nach Packungsanweisung etwa 10 Minuten ausquellen lassen.
7. Zitronenschale abreiben, Petersilie fein hacken und unter die Polenta rühren.
8. Einen Teil des Gemüses pürieren, sodass ein Teil die Sauce bindet, der andere Teil Gemüse aber noch stückig ist.

Zeit: 3–3½ Stunden (2–2½ Std. Garzeit)
Pro Portion: 597 kcal (2 504 kJ); 57 g Eiweiß, 17 g F, 48 g KH, 7,5 g Bst, 4 BE, 5 KE

Putenrouladen mit Zitronenspinat

Für 2 Portionen
2 Frühlingszwiebeln
4 getrocknete Tomaten, 1 Zwiebel
2 dünne Putenschnitzel (à 125 g)
Pfeffer
2 Scheiben Parmaschinken
2 EL Olivenöl, 400 g TK-Blattspinat
400 g gekochte Pellkartoffeln (vom Vortag)
Salz, 1 TL Stärke, 100 ml Kochsahne
½ Zitrone (unbehandelt)

1. Den Backofen auf 180 °C vorheizen.
2. Frühlingszwiebeln und Tomaten in Streifen, Zwiebel in Würfel schneiden.
3. Putenschnitzel mit etwas Pfeffer würzen und mit je einer Scheibe Parmaschinken, getrockneten Tomaten und Frühlingszwiebeln belegen. Das Fleisch aufrollen und mit Holzstäbchen feststecken.
4. 1 EL Öl erhitzen, das Fleisch darin anbraten und auf einem ofenfesten Teller im Backofen 15 Minuten garen.
5. Zwiebeln im verbleibenden Bratfett 3 Minuten glasig dünsten. Spinat zugeben und nach Packungsanweisung garen.
6. Das restliche Öl (1 EL) in einer beschichteten Pfanne erhitzen, Kartoffeln etwa 10 Minuten bei mittlerer Hitze rundherum braun braten, mit Salz und Pfeffer würzen.
7. Stärke erst mit 2 EL Wasser, dann mit der Sahne verrühren und unter den Spinat mischen. Aufkochen lassen und mit Salz und Pfeffer, Zitronensaft und -schale abschmecken.

Zeit: 45 Minuten
Pro Portion: 504 kcal (2 102 kJ); 43 g E, 20 g F, 33 g KH, 7,5 g Bst, 3 BE, 3,5 KE

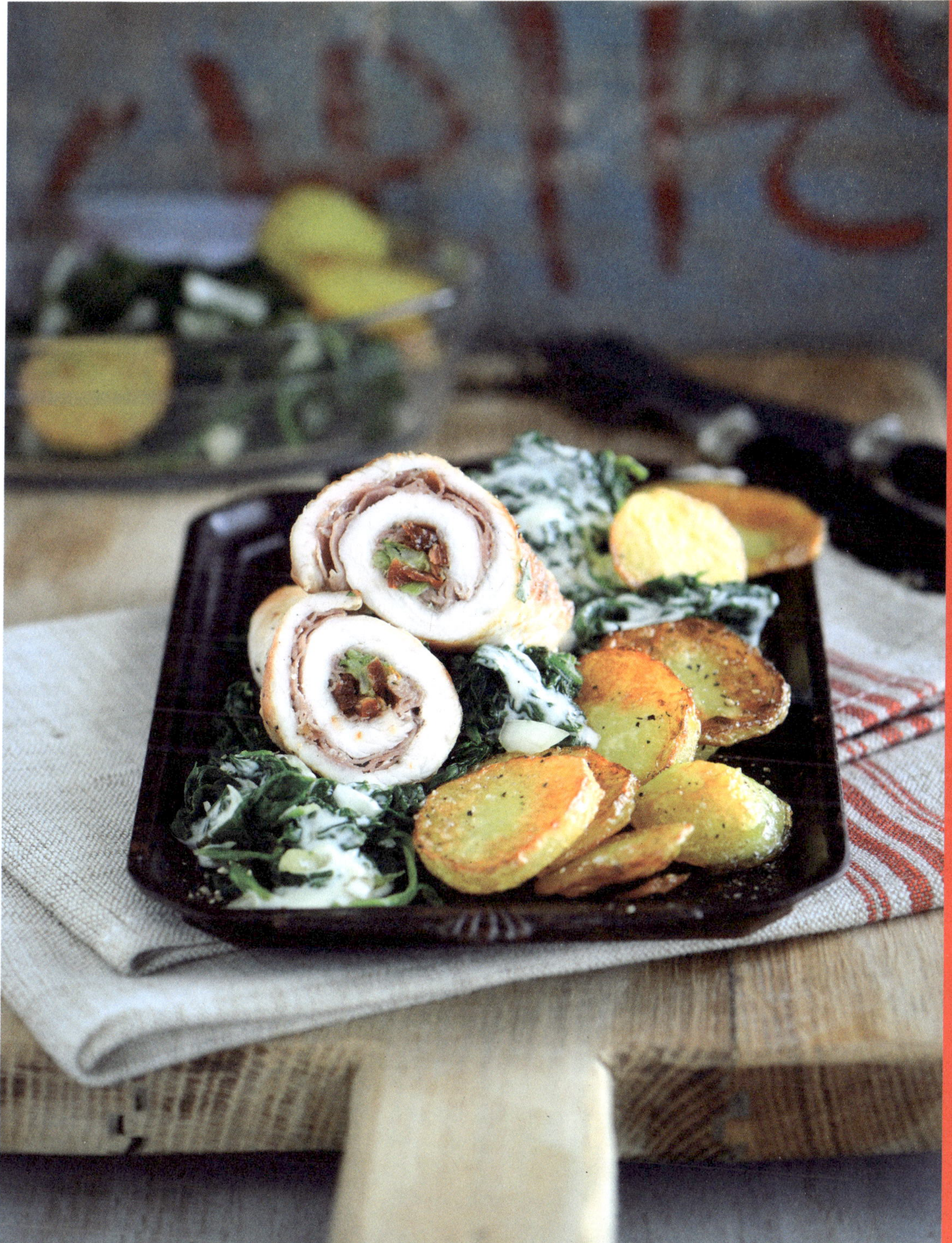

Spitzkohl-Lasagne

Für 4 Portionen
2 Zwiebeln
200 g Möhren
1 Kopf Spitzkohl (1 kg)
2 EL Olivenöl
Salz, Pfeffer, Muskatnuss
2 Knoblauchzehen
2 Dosen Pizzatomaten (à 400 g)
1 EL Tomatenmark
250 ml Gemüsebrühe oder -fond
1 Handvoll mediterrane Kräuter (z. B. Thymian, Oregano, Majoran, Rosmarin)
16 Lasagneplatten (etwa 250 g)
150 g Ricotta (italienischer Frischkäse)
75 g frisch geriebener italienischer Hartkäse (z. B. Grana Padano)

1. Die Zwiebeln und die Möhren schälen und würfeln, die lockeren Außenblätter vom Spitzkohl entfernen, den Kopf vierteln, den Strunk herausschneiden und die Blätter in dünne Streifen schneiden.
2. Öl in einem großen Topf erhitzen, Zwiebeln und Möhren darin 3 bis 4 Minuten glasig dünsten. Den Spitzkohl zugeben, den Deckel schließen und den Spitzkohl 4 bis 5 Minuten zusammenfallen lassen. Mit Salz, Pfeffer und Muskatnuss würzen.
3. Knoblauch schälen und hacken. Tomaten mit Tomatenmark, Gemüsebrühe oder -fond, Knoblauch und den abgezupften Kräuterblättchen mischen. Mit Salz und Pfeffer abschmecken.
4. Den Backofen auf 200 °C vorheizen.
5. Ein wenig Tomatensauce in die Form geben. Abwechselnd je vier Lasagneplatten, ein Drittel Kohl und ein Viertel Tomatensauce einschichten. Auf die letzte Nudelschicht kommt nur noch Tomatensauce.
6. Ricotta mit dem geriebenen Hartkäse verrühren und auf der Tomatensauce verteilen.
7. Auf der mittleren Einschubleiste 40 Minuten backen. Eventuell zum Schluss ein Stück Alufolie auf die Lasagne legen, damit sie nicht zu sehr bräunt.

Info: Die Lasagne können Sie einige Stunden vor dem Essen komplett vorbereiten und einschichten. Praktisch für entspannte Gastgeber.
Variante: Schmeckt auch als Zucchini-, Paprika-, Spinat- oder Grünkohllasagne. Wer gerne mit Gewürzen experimentiert, schmeckt die Tomatensauce mit Kreuzkümmel und etwas Zimt ab.
Zeit: 80 Minuten (davon 40 Minuten Arbeitszeit)
Pro Portion: 497 kcal (2 083 kJ); 24 g E, 17 g F, 59 g KH, 12 g Bst, 5 BE, 6 KE

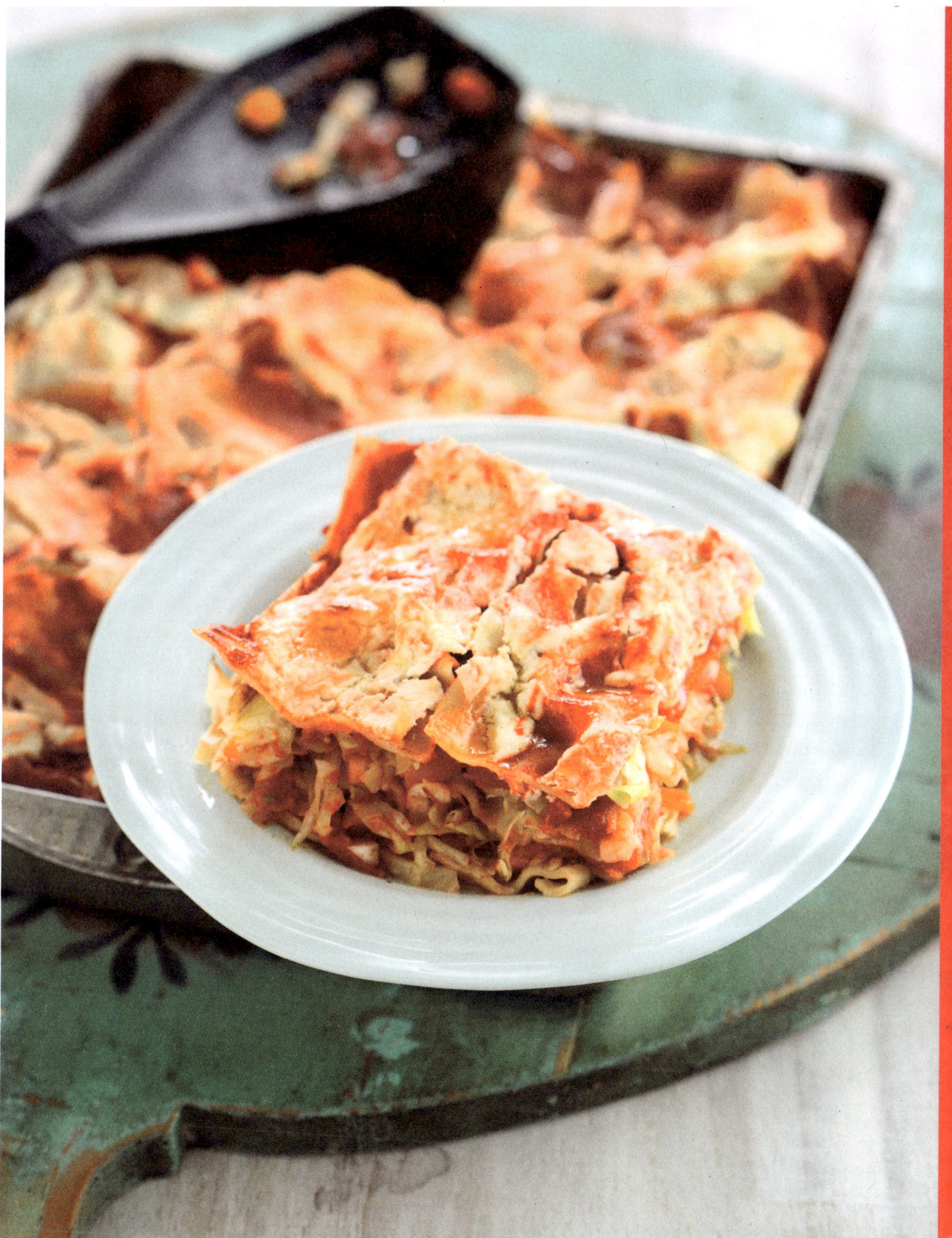

Pastinakensuppe mit Tomaten-Bruschetta

Für 2 Portionen
300 g Pastinaken
300 g Kartoffeln (mehligkochende Sorte)
1 Zwiebel, 700 ml Gemüsebrühe
4 EL Kochsahne (15 % Fett)
Salz, Pfeffer, geriebene Muskatnuss
3 Tomaten (etwa 200 g)
20 g Rucola
2 Weizenvollkorn- oder Ciabattabrötchen
2 EL Olivenöl, 1 EL Pinienkerne
1 kleine Knoblauchzehe

1. Pastinaken, Kartoffeln und Zwiebel schälen und würfeln. Gemüse und Brühe aufkochen und zugedeckt 20 Minuten garen. Sahne zugeben, pürieren und mit Salz, Pfeffer und Muskat abschmecken.
2. Tomaten putzen und das Fruchtfleisch würfeln. Rucola waschen, trockenschütteln und fein schneiden. Beides mit 1 EL Öl, etwas Salz und Pfeffer mischen. Die Pinienkerne anrösten.
3. Den Backofengrill vorheizen. Die Brötchen in Scheiben schneiden, mit dem restlichen Öl bestreichen und unter dem Grill 2–3 Minuten rösten.
4. Die Brote etwas abkühlen lassen. Den Knoblauch schälen und die Brote mit der ganzen Zehe abreiben. Tomaten auf den Brotscheiben verteilen, mit Pinienkernen bestreuen und mit der Suppe servieren.

Zeit: 40 Minuten
Pro Portion: 524 kcal (2 194 kJ); 14 g E, 19 g F, 70 g KH, 11,5 g Bst, 6 BE, 7 KE

Spinat-Strudel-Torte mit Feta

Für 8 Stücke
2 Zwiebeln, 2 Knoblauchzehen
1 EL Olivenöl
600 g Spinat (tiefgefroren), Salz, Pfeffer
250 g Naturjoghurt (1,5 % Fett)
2 Eier, 100 ml fettarme Milch
Cayennepfeffer
10 Blätter Strudelteig (250 g)
150 g Feta light
1 TL Sesam, 1 TL Schwarzkümmel

1. Zwiebeln und Knoblauch schälen und würfeln. 1 EL Öl erhitzen, die Würfel glasig dünsten. Spinat zugeben, nach Packungsanweisung garen, mit Salz und Pfeffer würzen und in einem Sieb abtropfen lassen.
2. Joghurt mit Eiern und Milch verrühren, mit Salz und Cayennepfeffer würzen.
3. Eine Quicheform mit dem restlichen Öl fetten. 3 Blätter Teig überlappend hineinlegen, sodass der Teig über den Rand ragt. 3–4 EL Eiercreme darauf verstreichen. Weitere 3 Blätter darauf verteilen, wieder mit 3–4 EL Creme bestreichen.
4. Spinat gut ausdrücken und mit dem zerbröckelten Feta in die Form geben.
5. Weitere 3 Blätter Teig und 3–4 EL Creme daraufgeben. Das letzte Blatt mittig auflegen und alle Blätter zur Mitte einrollen.
6. Restliche Eiercreme daraufstreichen, mit Sesam und Schwarzkümmel bestreuen und im Backofen auf der zweiten Schiene von unten 30–35 Minuten backen.

Zeit: 1 ¼ Stunde (45 Minuten Arbeitszeit)
Broteinheiten:
Pro Stück: 210 kcal (877 kJ); 10 g E, 8 g F, 22 g KH, 2 g Bst, 2 BE, 2 KE

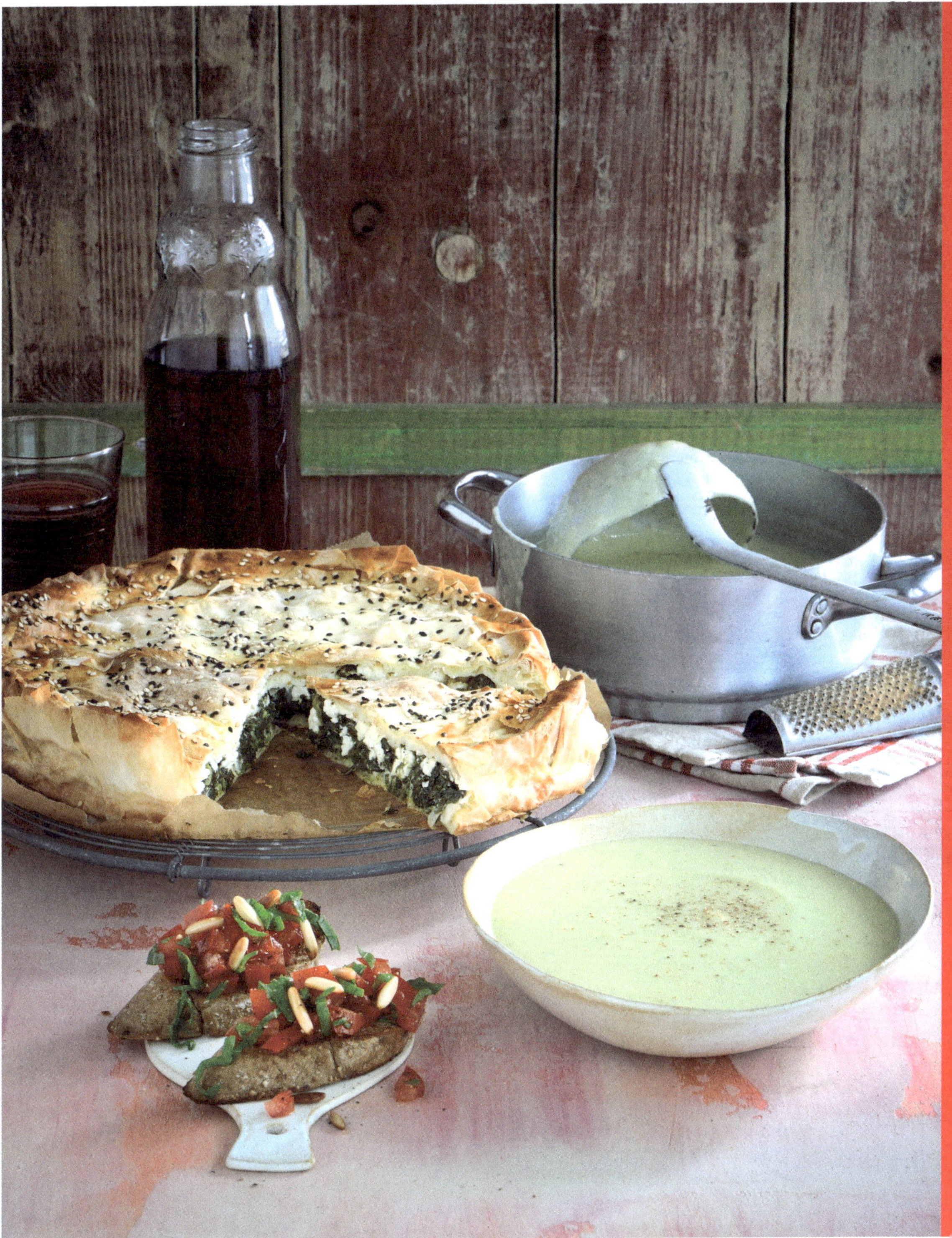

Knusperfisch mit Ratatouille

Für 4 Portionen
2 große Zwiebeln, 3–4 Knoblauchzehen
1 Aubergine, 1 Zucchini
2 Paprikaschoten (z. B. rot und gelb)
300 g Tomaten
3 Zweige Thymian, 3 Zweige Oregano
4 EL Olivenöl
5 EL Gemüsebrühe, 1 EL Tomatenmark
Salz, Pfeffer
600 g helles Fischfilet, ½ Bund Petersilie
40 g Maisgrieß (Polenta)
1–2 TL Schwarzkümmel

1. Zwiebeln und Knoblauch schälen und würfeln. Gemüse putzen und das Fruchtfleisch mundgerecht würfeln. Kräuter waschen, die Blättchen von den Stielen zupfen.
2. Den Ofen auf 200 °C vorheizen.
3. Gemüse mit 2 EL Öl, Brühe, Tomatenmark, Salz, Pfeffer und Kräutern mischen und in einen Bratschlauch füllen. Den Bratschlauch oben einstechen und auf einem Blech auf der mittleren Schiene 25–30 Minuten garen.
4. Fisch trockentupfen und würzen, Grieß und feingehackte Petersilie mischen. Den Fisch darin wenden und im restlichen Öl in einer beschichteten Pfanne von jeder Seite 3–4 Minuten braten.
5. Bratschlauch vorsichtig aufschneiden, der Dampf ist heiß!

Zeit: 45 Minuten
Pro Portion: 300 kcal (1 253 kJ); 27 g E, 12 g F, 18 g KH, 6 g Bst, 1,5 BE, 2 KE

Garnelen-Curry

Für 4 Portionen
75 g Cashewnüsse, 200 g Möhren
1 Zucchini (250 g), 1 kleine Aubergine
200 g Champignons, 1 Bund Frühlingszwiebeln, 150 g Kirschtomaten
200 g Basmatireis, Salz
400 ml Kokosmilch light
200 ml Gemüsefond oder -brühe
1 EL grüne oder gelbe Currypaste
500 g Garnelen (roh ohne Schale)
3–4 EL Limettensaft
einige Tropfen flüssiger Süßstoff
1 Bund Koriandergrün oder Petersilie

1. Cashewnüsse grob hacken, in einer Pfanne ohne Fett rösten, beiseitestellen.
2. Möhren schälen und in Scheiben schneiden. Das Gemüse putzen und in mundgerechte Stücke schneiden, die Tomaten halbieren.
3. Basmatireis in Salzwasser nach Packungsanweisung zubereiten.
4. In einem zweiten Topf Kokosmilch, Fond und Currypaste aufkochen. Zuerst die Möhren zugeben und 6–8 Minuten garen, dann Zucchini, Auberginen und Champignons zugeben und weitere 5 Minuten kochen. Frühlingszwiebeln und Tomaten zugeben, Garnelen darauflegen und bei milder Hitze weitere 3–4 Minuten garen. Mit Limettensaft, Süßstoff und Salz abschmecken und mit dem Koriandergrün und den Cashewnüssen bestreut servieren.

Zeit: 60 Minuten
Pro Portion: 555 kcal (2 323 kJ); 36 g E, 20 g F, 54 g KH, 6,5 g Bst, 4,5 BE, 5,5 KE

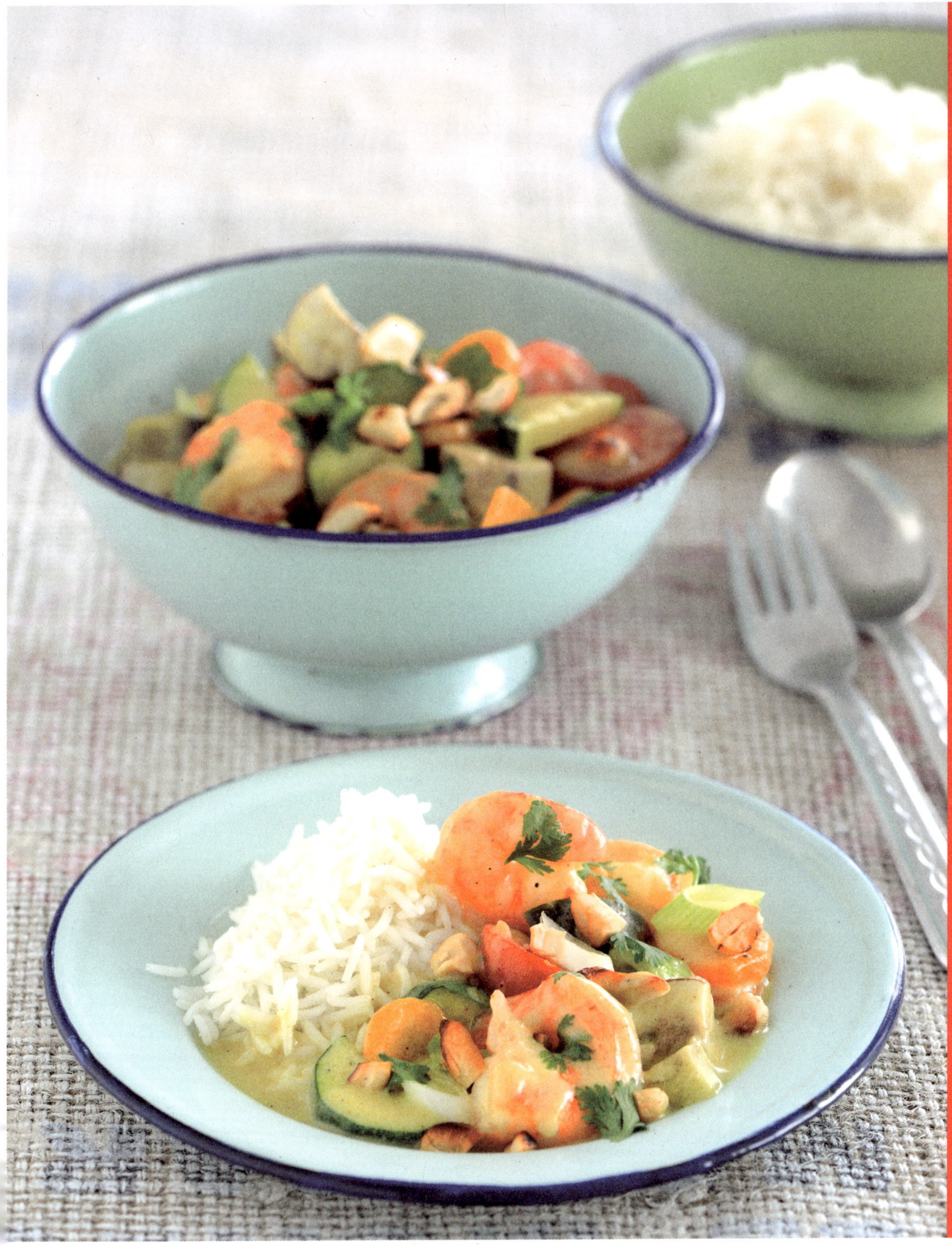

Lachsforelle aus dem Ofen

Für 4 Portionen
1 kleine Papaya (300 g)
1 rote Zwiebel
1 walnussgroßes Stück Ingwer
½ – 1 rote Chilischote
1 kleine Stange Lauch (200 g)
3 EL Zitronensaft, 3 EL Olivenöl
8 EL Gemüsefond oder -brühe
½ Messlöffel Johannisbrotkernmehl
Salz, flüssiger Süßstoff
4 Stücke Lachsforellenfilet (à 175 g)
Pfeffer
1 kleine Stange Vollkornbaguette

1. Papaya schälen, Kerne entfernen und das Fruchtfleisch würfeln. Zwiebel und Ingwer schälen und mit der Chilischote fein hacken. Lauch putzen und in halbe Ringe schneiden.
2. Je 2 EL Zitronensaft und Öl mit Fond, und Johannisbrotkernmehl verrühren, mit Salz und Süßstoff abschmecken und die vorbereiteten Zutaten unterheben.
3. Den Backofen auf 120 °C vorheizen.
4. Den Lachs abtupfen und mit Salz und Pfeffer würzen. In einer ofenfesten Form 10–15 Minuten garen, mit dem restlichen Zitronensaft und Öl beträufeln.
5. Das Baguette in Scheiben schneiden und toasten.
6. Fisch und Papaya-Salat mit dem knusprig gerösteten Baguette-Brot servieren.

Zeit: 50 Minuten
Pro Portion: 433 kcal (1 815 kJ); 41 g E, 14 g F, 33 g KH, 7 g Bst, 3 BE, 3,5 KE

Dorade im Bratschlauch

Für 2 Portionen
2 Doraden (à 350 g, küchenfertig)
Salz, Pfeffer, ½ Zitrone (unbehandelt)
2–3 Zweige Rosmarin
4 Kartoffeln
1 Bund Suppengemüse
2 Zwiebeln, 2 Knoblauchzehen
2 EL Olivenöl
1 EL Margarine oder Butter

1. Den Backofen auf 200 °C vorheizen.
2. Doraden waschen, trockentupfen und mit Salz und Pfeffer würzen. Den Fisch mit Zitronenscheiben und Rosmarin füllen.
3. Kartoffeln schälen und längs in Spalten schneiden, Sellerie, Petersilienwurzel und Möhren schälen und würfeln, den Lauch längs halbieren, gut waschen und in halbe Ringe schneiden. Zwiebeln und Knoblauchzehen schälen und würfeln.
4. Bratschlauch an einer Seite zubinden. Kartoffeln und Gemüse mit Öl, Salz und Pfeffer vermengen und einfüllen. Fische darauflegen. Den Schlauch zubinden und oben ein kleines Loch in die Folie schneiden.
5. Den Bratschlauch auf das Backblech legen und auf der mittleren Einschubleiste 25 bis 30 Minuten garen.
6. Bratschlauch aufschneiden, Dorade und Gemüse mit einigen Butterflöckchen servieren.

Variante: Auch mit Mittelmeergemüse wie Fenchel, Zucchini, Tomaten gut.
Zeit: 60 Minuten (30 Minuten Arbeitszeit)
Pro Portion: 487 kcal (2 038 kJ); 41 g E, 18 g F, 36 g KH, 7,5 g Bst, 3 BE, 3,5 KE

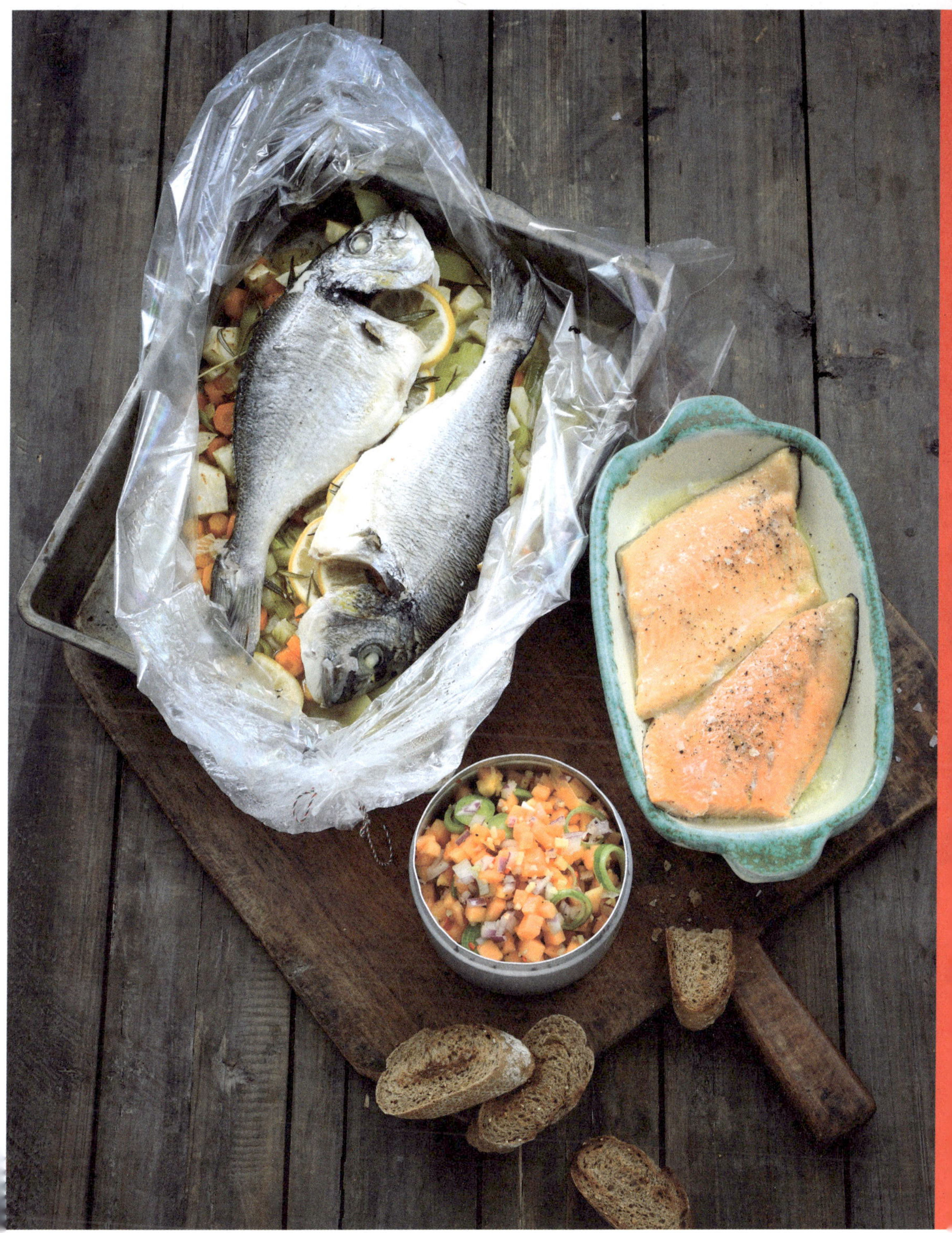

Fischfrikassee mit Spargel und Zuckerschoten

Für 2 Portionen
250 g Spargel
150 g Zuckerschoten
Salz, Zucker
250 g Kabeljaufilet
Pfeffer
1–2 EL Zitronensaft
100 g Zartweizen (Ebly)
½ Bund Dill
15 g Margarine oder Butter
1 EL Rapsöl
15 g Mehl
125 ml fettarme Milch
3–4 EL Weißwein

1. Spargel schälen, die trockenen Enden abschneiden und in mundgerechte Stücke schneiden. Die Enden von den Zuckerschoten abschneiden und eventuell die Fäden entfernen.
2. 500 ml Wasser mit Salz und eine Prise Zucker aufkochen, den Spargel darin 15 bis 17 Minuten garen. In den letzten 3 bis 4 Minuten die Zuckerschoten mitgaren. Das Gemüse abgießen, dabei das Kochwasser auffangen.
3. Das Fischfilet trockentupfen, eventuell vorhandene Gräten mit einer Pinzette herausziehen. Mit Salz und Pfeffer würzen, mit Zitronensaft beträufeln und in mundgerechte Stücke schneiden.
4. Salzwasser aufkochen und den Zartweizen nach Packungsanweisung in 10 Minuten garen. Den Dill waschen, trockenschütteln und die Dillspitzen fein hacken.
5. Margarine oder Butter und Öl in einem kleinen Topf aufschäumen. Mehl zugeben und mit dem Schneebesen unterrühren. Die Milch zugeben und einmal aufkochen. So viel Gemüsekochwasser zufügen, dass eine cremige Sauce entsteht.
6. Bei milder Hitze 5 Minuten köcheln lassen, mit Salz, Pfeffer und dem Wein abschmecken.
7. Das Gemüse unter die Sauce rühren, den Fisch darauflegen und mit geschlossenem Deckel 3 bis 4 Minuten bei ganz kleiner Hitze ziehen lassen, dabei nicht umrühren.
8. Zartweizen abgießen und mit dem Frikassee auf zwei Tellern anrichten. Mit Dill bestreut servieren.

Info: Das Fischfrikassee schmeckt auch mit Reis. Zartweizen enthält aber viermal mehr Ballaststoffe als parboiled Reis und zweieinhalbmal so viel wie Naturreis.
Variante: Außerhalb der Spargelsaison schmeckt das Ragout mit Kohlrabi und Erbsen aus der Tiefkühltruhe.
Zeit: 60 Minuten
Pro Portion: 460 kcal (1 929 kJ); 34 g E, 14 g F, 49 g KH, 6 g Bst, 4 BE, 5 KE

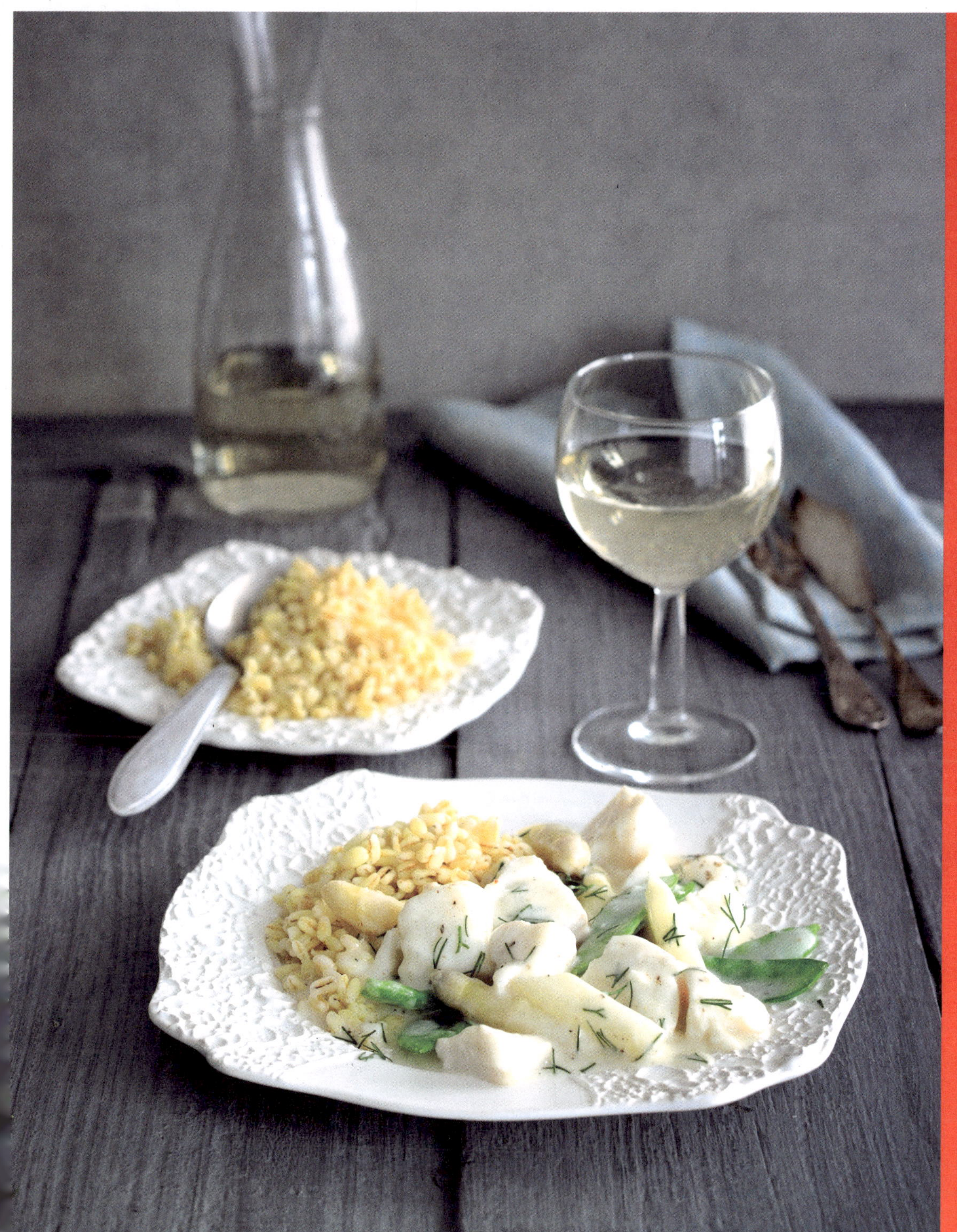

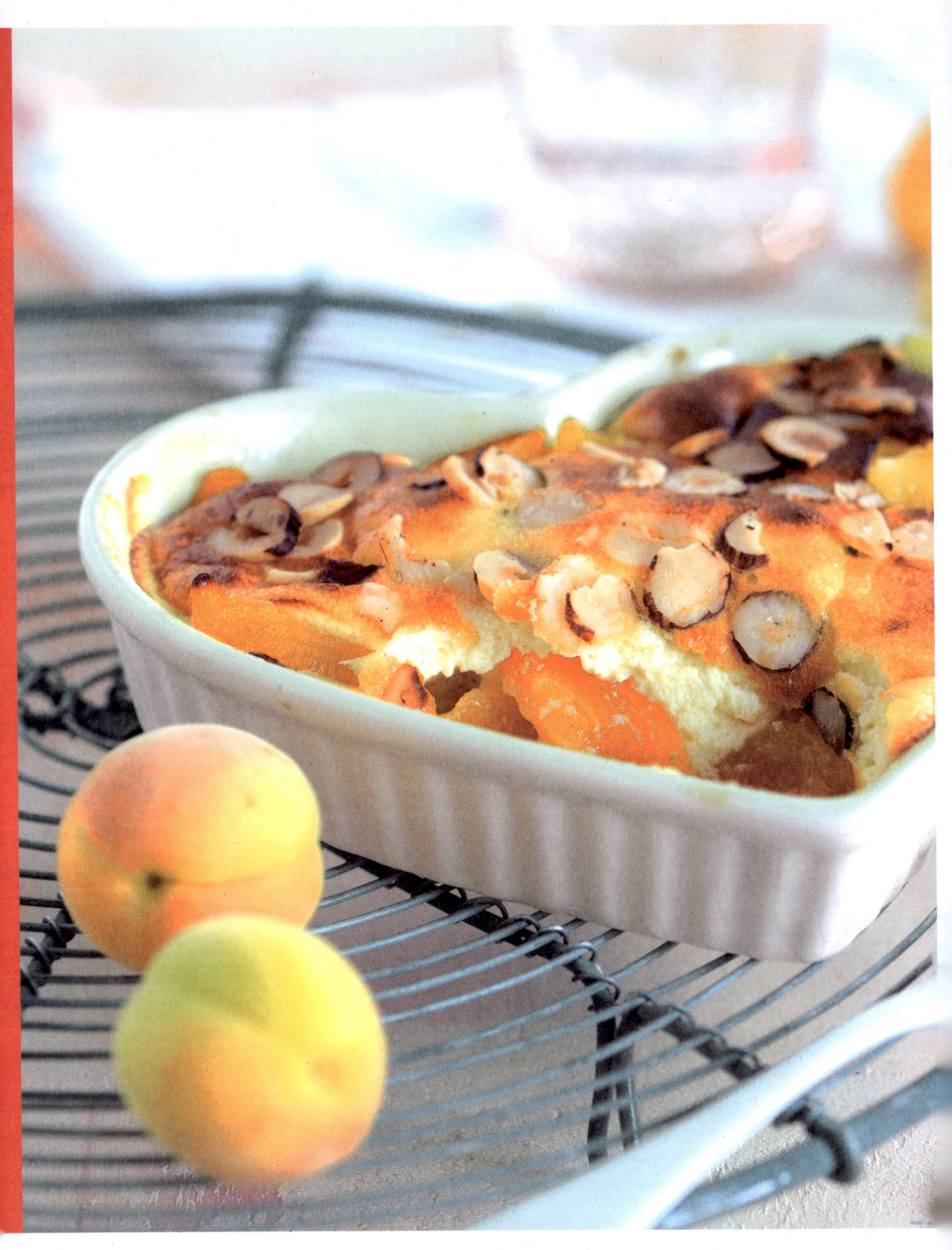

Desserts – den Genuss verlängern

Nach dem Hauptgericht noch sitzen bleiben, ein Dessert genießen und das Essen ausklingen lassen – wen verlockt das nicht. Damit diese Verlockung nicht alle Bemühungen um die gesunde Lebensführung wieder ins Wanken bringt, hier ein paar Anregungen für gelungene Nachspeisen.

Erdbeeren mit Orangen-Zabaione

Für 2 Portionen
400 g Erdbeeren
1 Eigelb (sehr frisch)
½ EL Zucker
60 ml frisch gepresster Orangensaft (von 1 kleinen Saftorange)
2 EL Orangenlikör
eventuell einige Tropfen flüssiger Süßstoff
geriebene Muskatnuss

1. Die Erdbeeren waschen, abtropfen lassen, die Blätter entfernen und die Früchte je nach Größe eventuell halbieren oder vierteln.
2. Eigelb, Zucker, Orangensaft und Likör in eine Metallschüssel füllen und über dem heißen Wasserbad mit dem Handmixer 2 bis 3 Minuten cremig schaumig aufschlagen. Eventuell mit etwas Süßstoff abschmecken.
3. Die Erdbeeren auf zwei Teller verteilen, die Zabaione daraufgeben und mit einem Hauch geriebener Muskatnuss bestreuen.

Info: Das Wasserbad sollte sehr heiß sein, aber nicht kochen.
Variante: Die Zabaione schmeckt auch mit Zimt, einem Hauch Nelke, Piment oder Macis.
Zeit: 20 Minuten
Pro Portion: 152 kcal (641 kJ); 4 g E, 4 g F, 21 g KH, 1,5 BE, 2 KE

Beeren-Grütze

Für 2 Portionen
100 g TK-Himbeeren
2 TL Zitronensaft
1 Messlöffel Johannisbrotkernmehl
1 Päckchen Vanillezucker
200 g TK-Beerenmix
flüssiger Süßstoff
4 EL Kochsahne (15 %)

1. Die Himbeeren mit 5 EL Wasser, Zitronensaft, Johannisbrotkernmehl und Vanillezucker in einem Topf etwa 2 bis 3 Minuten köcheln lassen und mit einer Gabel zerdrücken.
2. Den Beerenmix unterheben und bei geschlossenem Deckel auf der ausgeschalteten Platte stehen lassen, so bleiben die tiefgekühlten Früchte knackig und das Himbeerpüree kühlt schneller ab. Mit flüssigem Süßstoff bis zur gewünschten Süße abschmecken.
3. Die Grütze in Portionsschalen füllen und je 2 EL Sahne darübergeben.

Variante: Schmeckt auch mit pürierten Erdbeeren oder Rhabarber und tiefgekühlten Himbeeren als Einlage.
Zeit: 20 Minuten (davon 10 Minuten Arbeitszeit)
Pro Portion: 104 kcal (432 kJ); 2 g E, 4 g F, 13 g KH, 7 g Bst, 1 BE, 1 KE

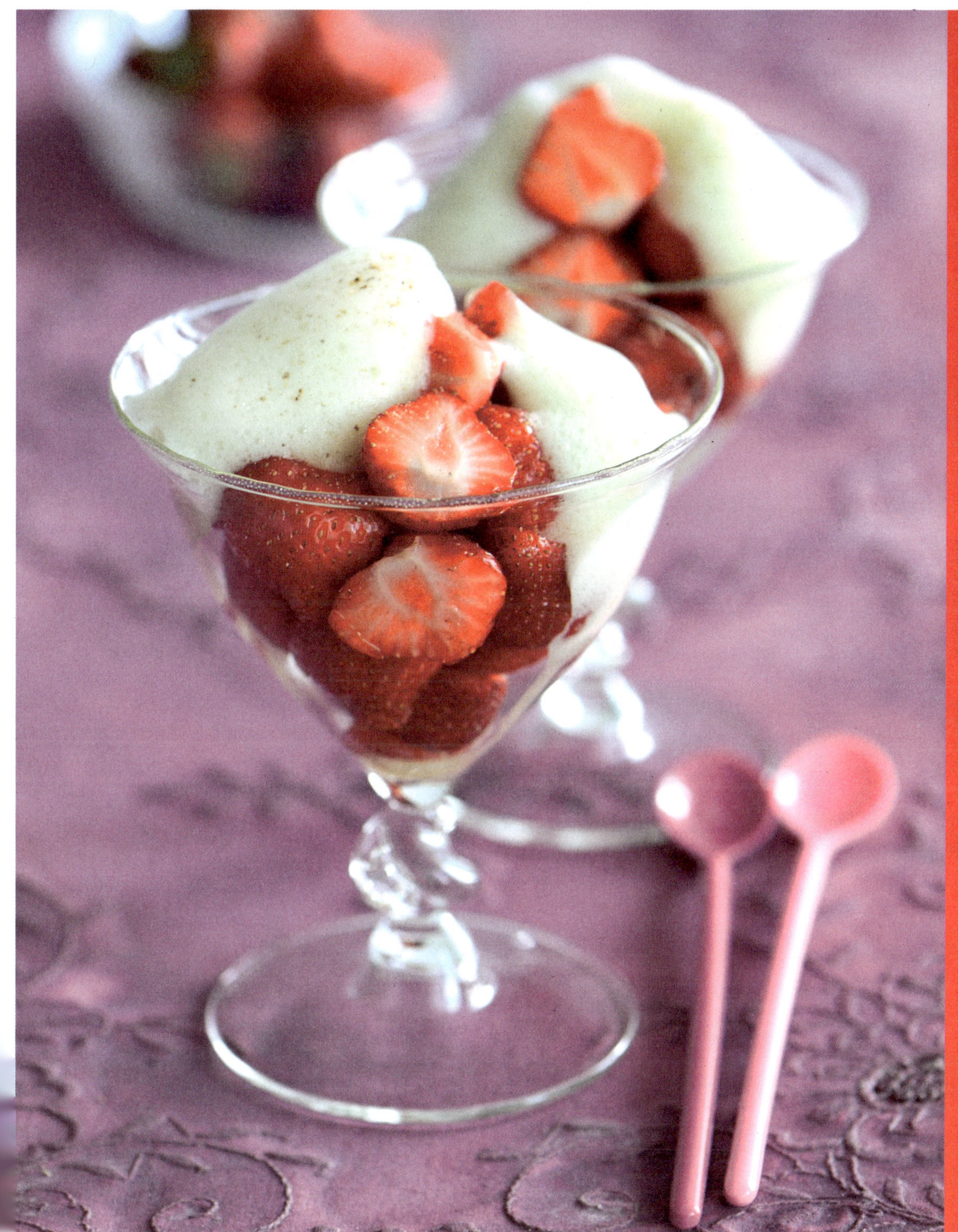

Joghurtpudding mit exotischem Obstsalat

Für 6 Portionen
5 Blatt weiße Gelatine
200 g saure Sahne
500 g Naturjoghurt (1,5 % Fett)
5–6 EL Limettensaft
2 Päckchen Vanillezucker
flüssiger Süßstoff
1 kleine Papaya, 1 kleine Mango
1 Babyananas
2 EL Kokos- oder Orangenlikör
1 Stiel frische Minze oder Zitronenmelisse

1. Gelatine in kaltem Wasser einweichen.
2. Saure Sahne und Joghurt mit 2 EL Limettensaft und dem Vanillezucker mit dem Handmixer cremig schlagen. Nach Geschmack mit flüssigem Süßstoff süßen.
3. Einen Teil des Joghurts etwas erwärmen und die ausgedrückte Gelatine darin auflösen. Mit dem kalten Joghurt verrühren und in sechs Dessertförmchen zum Stürzen füllen. Den Joghurtpudding bis zum Servieren kalt stellen, mindestens 3–4 Stunden.
4. Papaya, Mango und Ananas vierteln und schälen. Die Kerne mit einem Löffel aus der Papaya kratzen, das Mangofruchtfleisch vom Kern abschneiden. Alle Früchte in hauchdünne Scheiben schneiden.
5. Obst mit dem restlichen Limettensaft (2–3 EL) und dem Likör mischen und kurz durchziehen lassen.
6. Den Joghurtpudding stürzen und mit dem Obstsalat servieren. Mit Minze- oder Melisseblättchen servieren.

Zeit: 30 Minuten (3–4 Stunden Kühlzeit)
Pro Portion: 169 kcal (707 kJ); 5 g E, 7 g F, 16 g KH, 1,5 g Bst, 1,5 BE, 2 KE

Frozen Joghurt

Für 4 Portionen
4 Pfirsiche
100 g Frischkäse (17 % Fett)
200 g Naturjoghurt (3,5 % Fett)
1 EL Zucker
½ Vanilleschote, flüssiger Süßstoff
125 g frische Himbeeren

1. Pfirsiche mit kochendem Wasser übergießen, abgießen und die Haut abziehen. Eine Hälfte Fruchtfleisch grob, die andere fein würfeln.
2. Frischkäse, Joghurt, Zucker und die grob geschnittenen Pfirsiche zusammen mit dem Vanillemark in ein hohes Gefäß geben und fein pürieren. Mit Süßstoff abschmecken.
3. Den Joghurt in die Gefriertruhe stellen und viermal alle halbe Stunde mit einem Schneidstab durchmixen.
4. Die fein geschnittenen Pfirsichwürfel in vier Schälchen verteilen und die Joghurt-Creme daraufgeben. Abgedeckt im Tiefkühlschrank 3 Stunden gefrieren lassen.
5. Die Schälchen 15 Minuten bei Zimmertemperatur stehen lassen, dann kurz in heißes Wasser tauchen und je einen Frozen Joghurt auf einen Teller stürzen. Mit den verlesenen Himbeeren servieren.

Variante: Sie können das Dessert auch mit einer Himbeersauce servieren. Dafür die Himbeeren mit wenig Wasser pürieren, durch ein Sieb streichen und mit etwas Zucker oder Süßstoff abschmecken.
Zeit: 15 Minuten (3 Std. Gefrierzeit)
Pro Portion: 153 kcal (643 kJ); 5 g E, 5 g F, 19 g KH, 3,5 g Bst, 1,5 BE, 2 KE

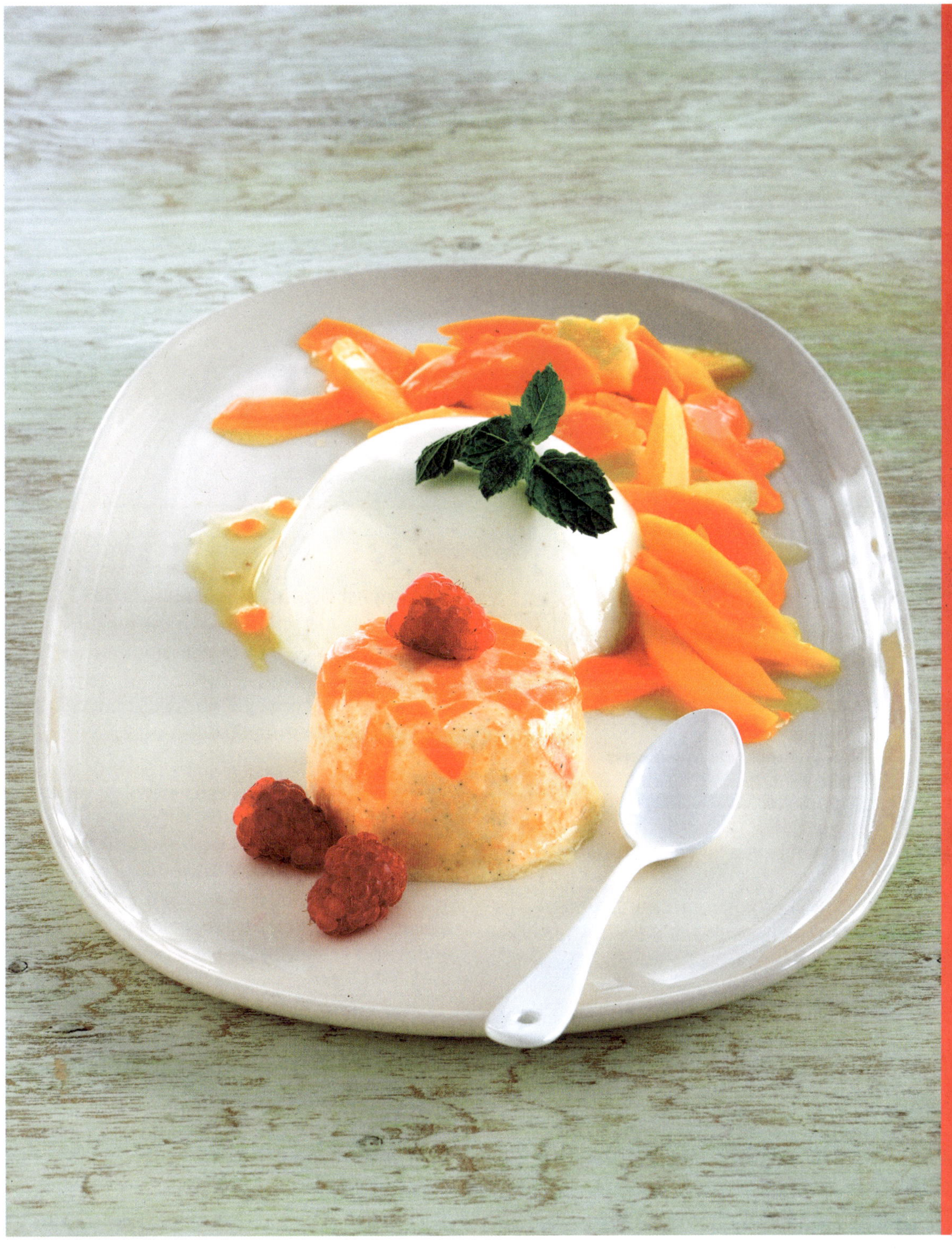

Bratäpfel mit Maronenfüllung

Für 4 Portionen
1 Beutel Glühweingewürz
200 ml fettarme Milch
2 große Äpfel (500 g)
1 TL Margarine oder Butter für die Form
50 g Marzipanrohmasse
100 g vorgegarte Maronen
(Edelkastanien, vakuumiert oder in Dosen)
2 EL Rum (ersatzweise Apfel- oder Orangensaft)
40 g getrocknete Cranberries
1 TL Zimt
100 ml Kochsahne (15 % Fett)
1 gehäufter TL Stärke
einige Tropfen flüssiger Süßstoff

1. Den Backofen auf 200 °C vorheizen. Das Glühweingewürz mit der Milch aufkochen und die Milch bis zur weiteren Verwendung zur Seite stellen.
2. Die Äpfel waschen, trockenreiben und längs halbieren. Das Kerngehäuse großzügig herausschneiden und die Äpfel in eine gefettete Auflaufform setzen.
3. Die Marzipanrohmasse würfeln, Maronen hacken und mit Rum, Cranberries und Zimt in einer Schüssel mischen. Die Masse in die Äpfel füllen und auf der mittleren Schiene etwa 25 bis 30 Minuten garen, bis sie ganz weich sind.
4. In der Zwischenzeit 2 EL von der Sahne mit der Stärke glattrühren. Die restliche Sahne zur Milch geben, den Aufgussbeutel herausnehmen und die Milch-Sahne-Mischung aufkochen. Die Stärke mit einem Schneebesen in die Milch rühren und einmal aufkochen lassen. Die Sauce mit wenigen Tropfen Süßstoff abschmecken, eventuell mit dem Pürierstab aufschäumen und zu den heißen Bratäpfeln servieren.

Info: Ein etwas gehaltvolleres Dessert – servieren Sie es nach einem nicht so üppigen Hauptgang.
Zeit: 45 Minuten (davon 15 Minuten Arbeitszeit)
Pro Portion: 308 kcal (1 286 kJ); 5 g E, 10 g F, 44 g KH, 6 g Bst, 3,5 BE, 4,5 KE

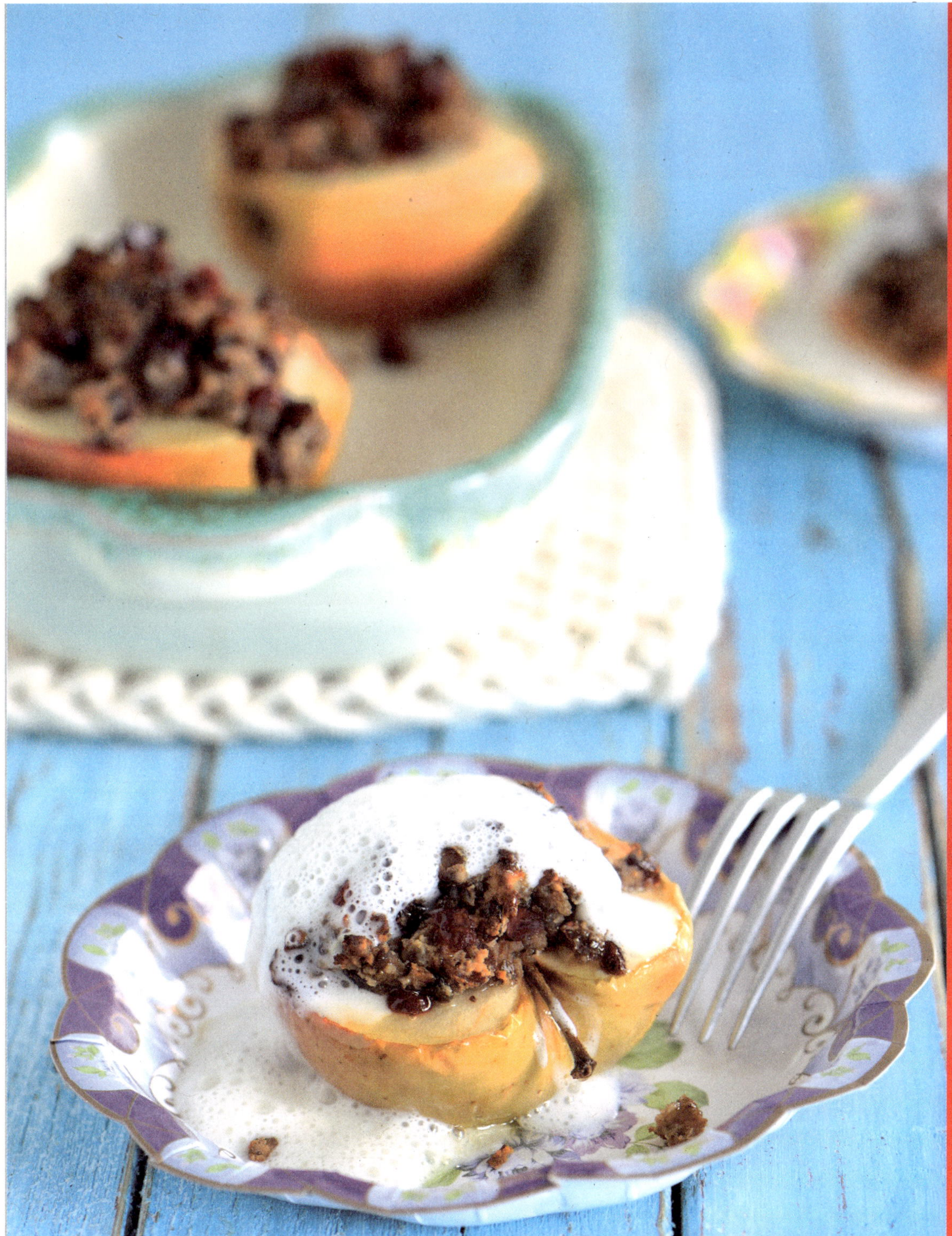

Trifle mit Haferflockenkrokant

Für 6 Portionen
2 EL Zucker
50 g Haferflocken
½ EL Margarine oder Butter
3 Orangen, 1 Grapefruit, 4 Mandarinen
2 Stiele Minze
1 Päckchen Vanillezucker
1–2 Msp. gemahlener Kardamom
750 g Quark (20 % Fett)
300 g Naturjoghurt (10 % Fett)
7–8 EL Multivitamin- oder Orangensaft
evtl. flüssiger Süßstoff

1. 1 EL Zucker in einer Pfanne erhitzen, bis er schmilzt, dabei nicht rühren. Haferflocken und Margarine oder Butter zugeben und 1 bis 2 Minuten rösten, auf ein Stück Backpapier geben und abkühlen lassen.
2. Orangen und Grapefruit dick schälen und filetieren, dabei den Saft auffangen. Mandarine schälen und in Segmente teilen.
3. Die Minze waschen, trockenschütteln und in feine Streifen schneiden. Minze und Vanillezucker zu den Zitrusfrüchten geben und mit etwas Kardamom würzen.
4. Quark und Joghurt mit dem restlichen Zucker und Saft glatt rühren, eventuell mit Süßstoff abschmecken.
5. Zitrusfrüchte und Quark in eine Schüssel oder in Portionsgläser schichten und bis zum Servieren kalt stellen. Kurz vorher die knusprigen Haferflocken daraufgeben.

Zeit: 40 Minuten
Pro Portion: 222 kcal (928 kJ); 15 g E, 5 g F, 24 g KH, 2,5 g Bst, 2 BE, 2,5 KE

Polentapudding mit Kirschkompott

Für 6 Portionen
1 Vanilleschote, 500 ml fettarme Milch
2 EL Zucker 100 g Maisgrieß (Polenta)
1 sehr frisches Ei, 100 ml Sahne
500 g Sauerkirschen
350 ml roter Traubensaft
3–4 Messlöffel Johannisbrotkernmehl
flüssiger Süßstoff

1. Ausgekratztes Vanillemark, -schote, Milch und Zucker aufkochen. Die Schote entfernen und den Grieß einrühren. Bei kleiner Hitze 10 Minuten ausquellen lassen. Kurz abkühlen lassen.
2. Das Ei trennen. Eigelb unterrühren, Eiweiß steif schlagen und unterheben.
3. Die Sahne ebenfalls steif schlagen und unter den Grieß ziehen, eventuell mit flüssigem Süßstoff nachsüßen. Den Pudding bis zum Servieren kalt stellen.
4. Kirschen waschen, trockentupfen und entsteinen. Traubensaft mit Johannisbrotkernmehl verrühren und einmal aufkochen lassen. Kirschen zugeben, den Topf von der Platte ziehen und abkühlen lassen. Mit flüssigem Süßstoff abschmecken.
5. Das Kompott schmeckt kalt oder warm zum Pudding.

Info: Besser, Sie schmecken den Pudding und das Kompott erst ab, wenn beides lauwarm ist. Bei heißen Gerichten schmeckt man die Süße nicht so gut.
Zeit: 40 Minuten (+ Kühlzeit)
Pro Portion: 268 kcal (1 122 kJ); 7 g E, 8 g F, 39 g KH, 2 g Bst, 3,5 BE, 4 KE

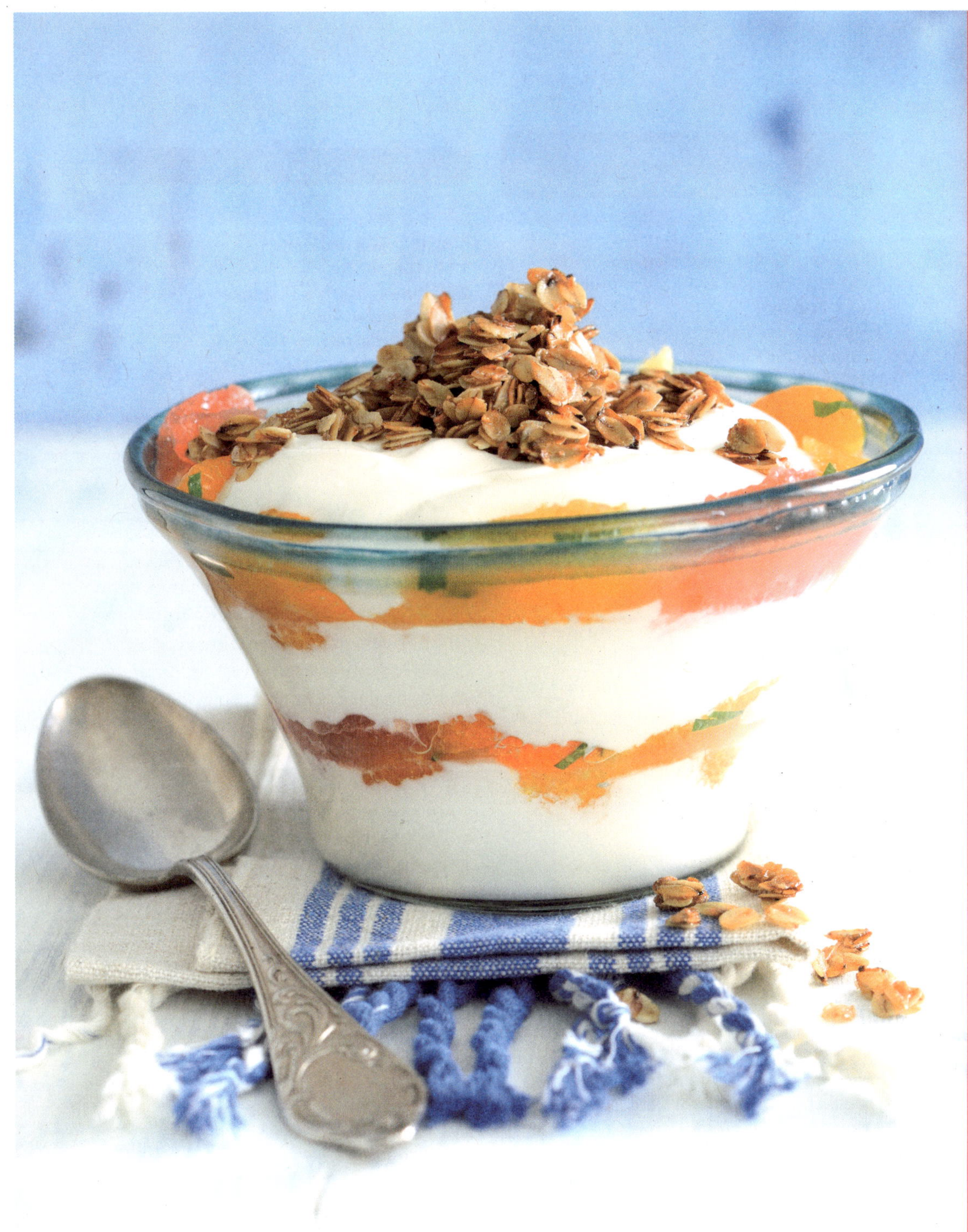

Melonen-Granita mit Prosecco

Für 2 Portionen
1 Beutel Früchte- oder Hagebuttentee
600 g Melone (für etwa 300 g Fruchtfleisch)
½ EL Zucker
evtl. flüssiger Süßstoff
6 cl eiskalter Prosecco oder Sekt
zwei hauchdünne Scheiben Melone
einige Minzblättchen

1. Den Tee mit 80 ml kochendem Wasser aufgießen und 5 Minuten ziehen lassen. Den Teebeutel entfernen und den Tee abkühlen lassen.
2. Die Melone schälen, die Kerne entfernen und das Fruchtfleisch grob würfeln. Mit Zucker und dem Tee fein pürieren und in einen großen Gefrierbeutel füllen.
3. Den Beutel verschließen und das Püree darin ganz flach drücken. 2 bis 3 Stunden in den Gefrierschrank legen.
4. Vor dem Essen herausnehmen, 5–10 Minuten antauen lassen und mit den Händen grob zerbrechen. In eine Schüssel geben und mit einem Kartoffelstampfer zerkleinern.
5. Die Granita in zwei Sektschalen oder Cocktailgläser füllen, mit dem Prosecco auffüllen und mit Melonenscheiben und den Minzblättchen garnieren.

Info: Wer einen Eiscrusher hat, friert das Püree in Eiswürfelbehältern ein und zerkleinert es direkt vor dem Essen.
Zeit: 10 Minuten (+ Kühlzeit)
Pro Portion: 92 kcal (382 kJ); 1 g E, 0 g F, 17 g KH, 0 g Bst, 1 BE, 1 KE

Mango-Joghurt-Mousse

Für 4–6 Portionen
6 Blatt weiße Gelatine
1 Mango (500 g)
2 EL Zitronensaft, 2 TL Zucker
½ TL flüssiger Süßstoff
6 EL Orangensaft
200 g Naturjoghurt (1,5 % Fett)
100 g Sahne, 1 Granatapfel

1. Gelatine in kaltem Wasser einweichen, Mango schälen und das Fruchtfleisch mit Zitronensaft, Zucker und Süßstoff pürieren.
2. Orangensaft erwärmen und die ausgedrückte Gelatine darin auflösen. Den Joghurt unter den Orangensaft rühren, dann die Orangen-Joghurt-Mischung zum Mangopüree geben und einmal kurz pürieren.
3. Das Mangopüree für etwa 30 Minuten kalt stellen, bis es anfängt zu gelieren.
4. Die Sahne steif schlagen und unter die Mousse heben. Die Mousse weitere 3 bis 4 Stunden kalt stellen.
5. Den Granatapfel halbieren. Eine Hälfte auf einer Zitruspresse auspressen, die Kerne aus der anderen Hälfte lösen. Mit einem Esslöffel Nocken von der Mousse abstechen und mit Granatapfelkernen und -saft servieren.

Info: Statt die Mousse in eine große Schüssel zu füllen, können Sie sie auch portionsweise in Wassergläser füllen.
Zeit: 5 Stunden (davon 20 Minuten Arbeitszeit)
Pro Portion (bei 6 Portionen): 145 kcal (605 kJ); 3 g E, 6 g F, 18 g KH, 1,5 g Bst, 1,5 BE, 2 KE

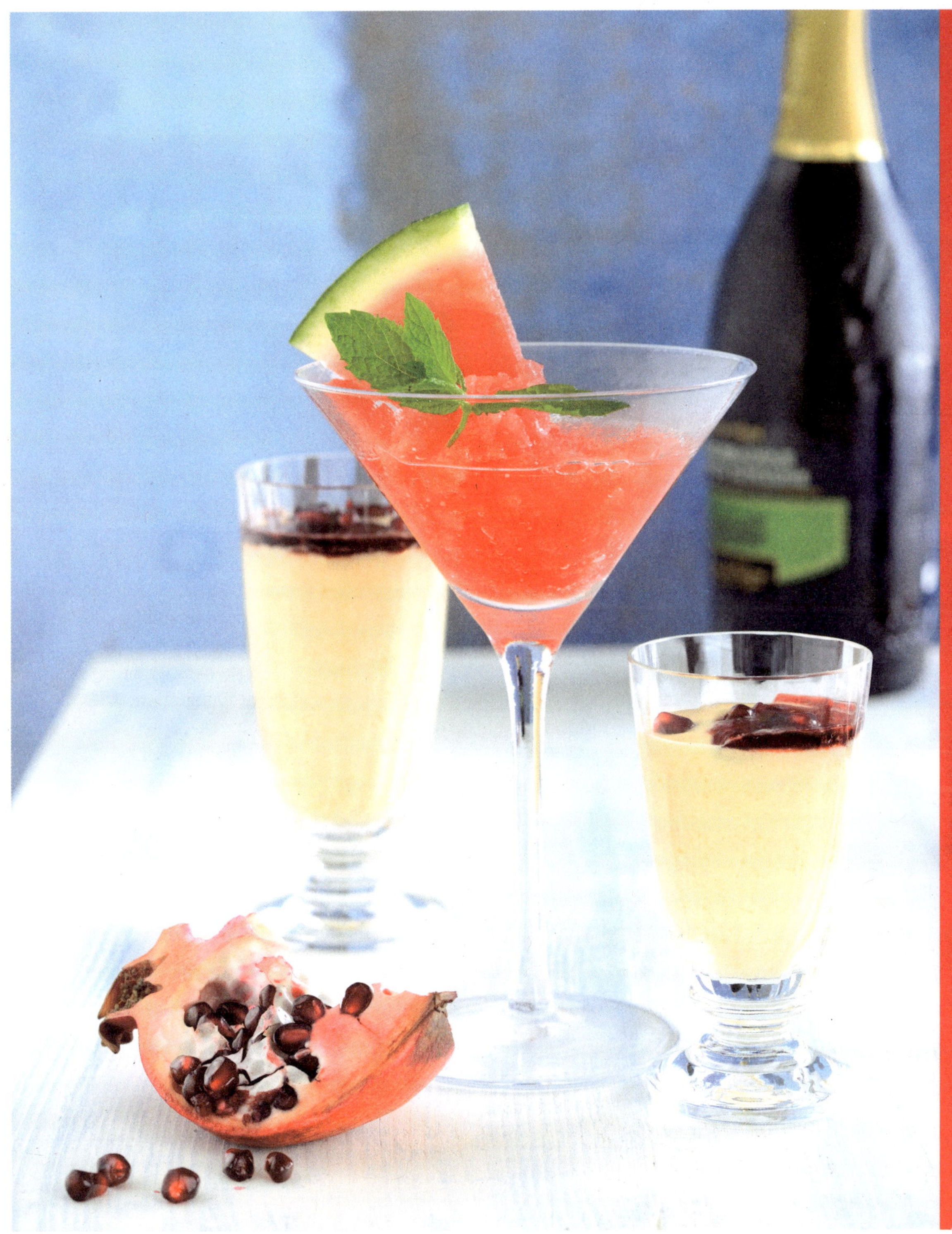

Aprikosen mit Quarkschaum

Für 4 Portionen
8 Aprikosen (ca. 350 g)
1 TL Rapsöl für die Form
2 EL Orangen- oder Mandellikör
(oder Zitronensaft)
2 Eier, 1 EL Zucker
1 Msp. gemahlene Muskatnuss
150 g Magerquark
eventuell flüssiger Süßstoff
2 EL Haselnussblättchen

1. Den Backofen auf 200 °C vorheizen.
2. Aprikosen an der unteren Seite mit einem Messer kreuzförmig einschneiden und in eine Schüssel legen. Kochendes Wasser darübergießen und nach einer halben Minute abgießen. Die Haut abziehen, die Früchte halbieren, den Stein entfernen und in Spalten schneiden. Die Spalten in eine große oder 4 kleine gefettete Auflaufformen legen. Mit Likör oder Zitronensaft beträufeln.
3. Eier trennen und das Eiweiß steif schlagen. Eigelb mit Zucker, Muskat und 2 EL Wasser cremig aufschlagen. Quark unterrühren, Eiweiß locker unterheben. Eventuell mit Süßstoff nachsüßen.
4. Den Quarkschaum auf den Aprikosen verteilen, die Haselnussblättchen darüberstreuen und auf der mittleren Schiene 15 bis 20 Minuten überbacken.

Info: Außerhalb der Saison geht es noch schneller – einfach ungezuckerte Dosenfrüchte verwenden.
Zeit: 40 Minuten (davon 20 Minuten Arbeitszeit)
Pro Portion: 174 kcal (727 kJ); 10 g E, 7 g F, 15 g KH, 1,5 g Bst, 1 BE, 1,5 KE

Schokoladensoufflé

Für 4 Portionen
30 g Butter, 20 g Zucker
2 Eier, Salz, 25 g Mehl
125 ml fettarme Milch (1,5 % Fett)
25 g Zartbitterschokolade
einige Tropfen flüssiger Süßstoff
1 EL Mandellikör, 1–2 TL Kakaopulver

1. Vier Soufflé-Förmchen mit 10 g weicher Butter ausfetten und mit 10 g Zucker ausstreuen.
2. Die Eier trennen, das Eiweiß mit einer Prise Salz zu steifem Schnee schlagen.
3. Die restliche Butter erhitzen und das Mehl einrühren. Mit Milch aufgießen und unter Rühren aufkochen. Schokolade, Zucker, Süßstoff und Likör unterrühren.
4. Die Eigelbe unterrühren und den Eischnee vorsichtig unterheben.
5. Die Soufflé-Masse einfüllen und die Förmchen in eine Auflaufform stellen. Heißes Wasser in die Auflaufform gießen, sodass die Förmchen etwa ⅔ tief im Wasser stehen.
6. Im Backofen auf der mittleren Schiene etwa 20 Minuten backen, dabei nicht die Backofentür aufmachen.
7. Die Soufflés vorsichtig in die Hand stürzen, jedes auf einen Teller setzen. Das Kakaopulver in ein Teesieb geben und über die Soufflés stäuben.

Info: Dazu passt ein Fruchtkompott, -püree oder glatt gerührter Vanillejoghurt.
Zeit: 30 Minuten
Pro Portion: 192 kcal (804 kJ); 6 g E, 11 g F, 15 g KH, 1 g Bst, 1 BE, 1,5 KE

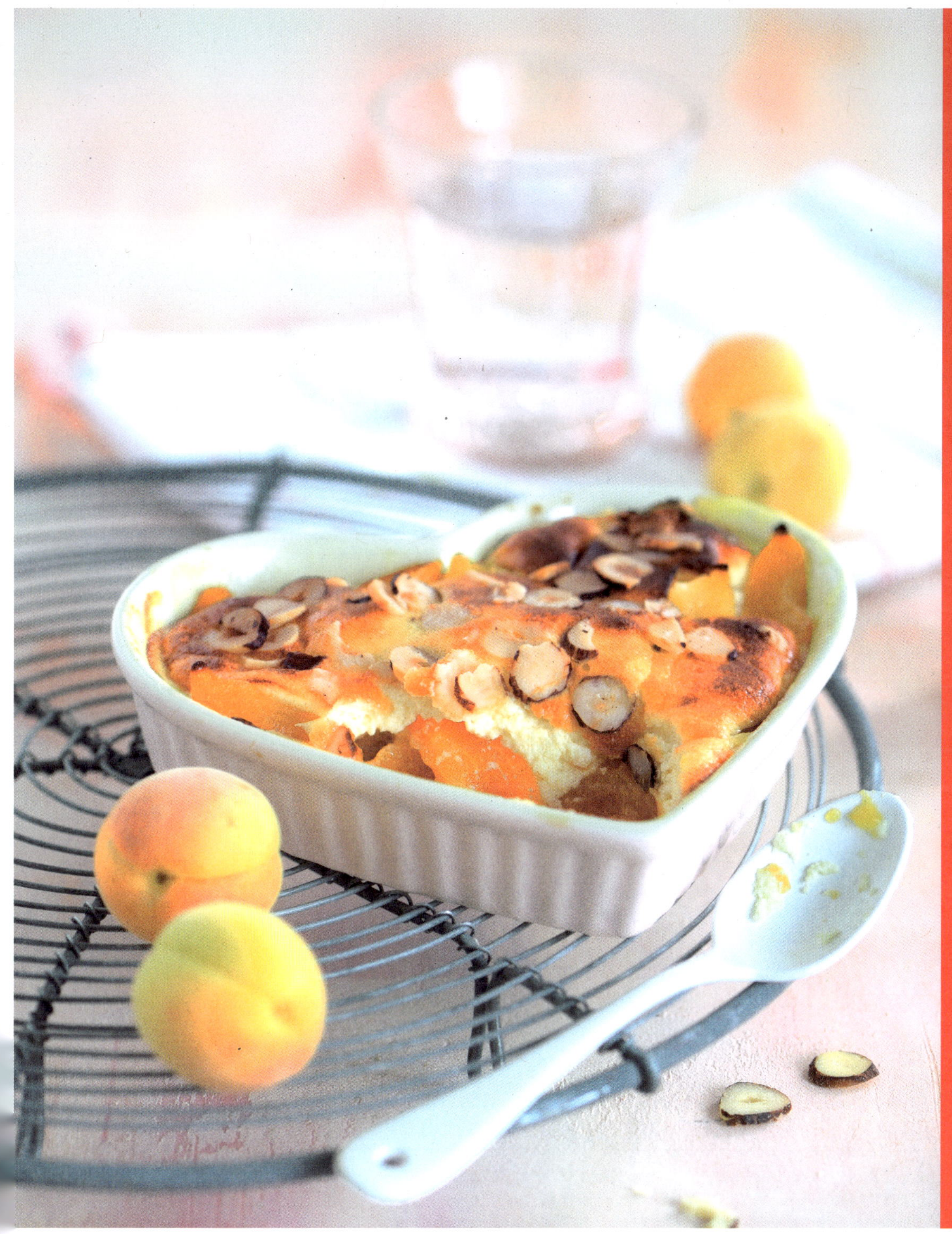

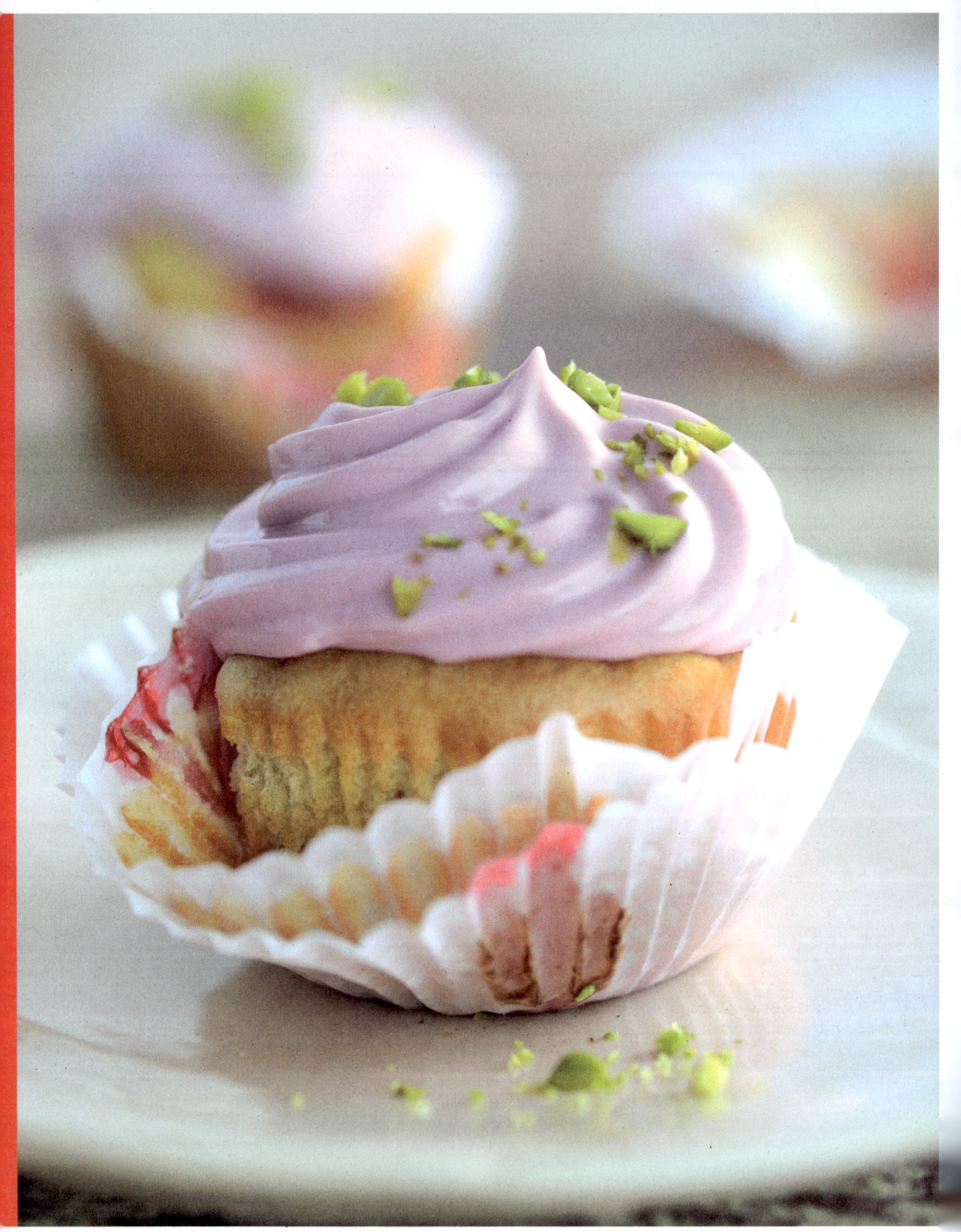

Backen – Tradition ganz modern

Die Kaffeetafel, der Sonntagnachmittag, da werden die meisten an üppige Torten und kalorienreiche Kuchen denken. Das soll Erinnerung bleiben, aber die Kaffeetafel und der Kuchengenuss keinesfalls. Mit modernen Rezepten bleibt die Lust am Backwerk ungebrochen.

Gestürzter Apfelkuchen

Für 12 Stücke
120 g Margarine oder Butter
100 g Zucker
40 g Haselnussblättchen
500–700 g Äpfel
½–1 TL flüssiger Süßstoff, 2 Eier
120 g Mehl, 30 g Sojamehl
30 g Speisestärke
½ Päckchen Backpulver
6 EL fettarme Milch (1,5 % Fett)

1. Den Backofen auf 180 °C vorheizen.
2. 40 g Margarine oder Butter schmelzen und in eine Springform (26 cm Durchmesser) gießen. 60 g Zucker und die Nüsse darauf verteilen.
3. Äpfel schälen, das Kerngehäuse entfernen und in Spalten auf den Nüssen verteilen.
4. Die restliche Margarine (80 g) mit dem restlichen Zucker (40 g) und dem Süßstoff cremig rühren. Nacheinander die Eier unterrühren.
5. Mehl, Sojamehl, Stärke und Backpulver mischen und zusammen mit der Milch unter den Teig ziehen. Den Rührteig auf den Äpfeln verteilen und auf der mittleren Schiene 50 bis 60 Minuten backen. Den Kuchen eventuell gegen Ende der Backzeit mit einem Stück Alufolie abdecken, damit der Teig nicht zu sehr bräunt.
6. Kuchen kurz abkühlen lassen, stürzen und ganz abkühlen lassen.

Variante: Versuchen Sie es mit Birnen!
Zeit: 90 Minuten (davon 30 Minuten Arbeitszeit)
Pro Portion: 234 kcal (979 kJ); 4 g E, 12 g F, 26 g KH, 2 g Bst, 2 BE, 2,5 KE

Rhabarber-Streuselkuchen

Für 10 Stücke
325 g Dinkelmehl (Type 630)
1 EL Weizenkleie
1 Päckchen Trockenbackhefe
150 ml fettarme Milch (zimmerwarm)
90 g Pflanzenmargarine oder Butter
1 TL flüssiger Süßstoff, Salz
50 g Haferflocken, 50 g brauner Zucker
Muskatnuss, 500 g Rhabarber

1. 250 g Mehl, Weizenkleie, Hefe, Milch, 20 g Margarine, Süßstoff und eine Prise Salz in eine Schüssel geben und mit den Knethaken des Handmixers zu einem glatten Teig vermengen. Zugedeckt an einem warmen Ort gehen lassen, bis sich das Teigvolumen in etwa verdoppelt hat.
2. Restliche Margarine und Mehl mit Haferflocken, Zucker und einer Prise Muskatnuss zu Streuseln kneten.
3. Rhabarber waschen, abtropfen lassen und in dünne Scheiben schneiden.
4. Den Backofen auf 200 °C vorheizen.
5. Den Teig auf einem mit Backpapier belegten Blech oval (etwa 35 x 25 cm) ausrollen.
6. Zuerst den Rhabarber, dann die Streusel gleichmäßig auf dem Teig verteilen.
7. Auf der mittleren Einschubleiste 20 bis 25 Minuten backen.

Info: Besonders schnell geht der Teig auf, wenn Sie den Backofen auf 50 °C vorheizen. Im ausgeschalteten Ofen braucht der Teig nur etwa 20 bis 30 Minuten.
Zeit: 90 Minuten (davon 30 Minuten Arbeitszeit)
Pro Portion: 228 kcal (954 kJ); 5 g E, 8 g F, 32 g KH, 3 g Bst, 2,5 BE, 3 KE

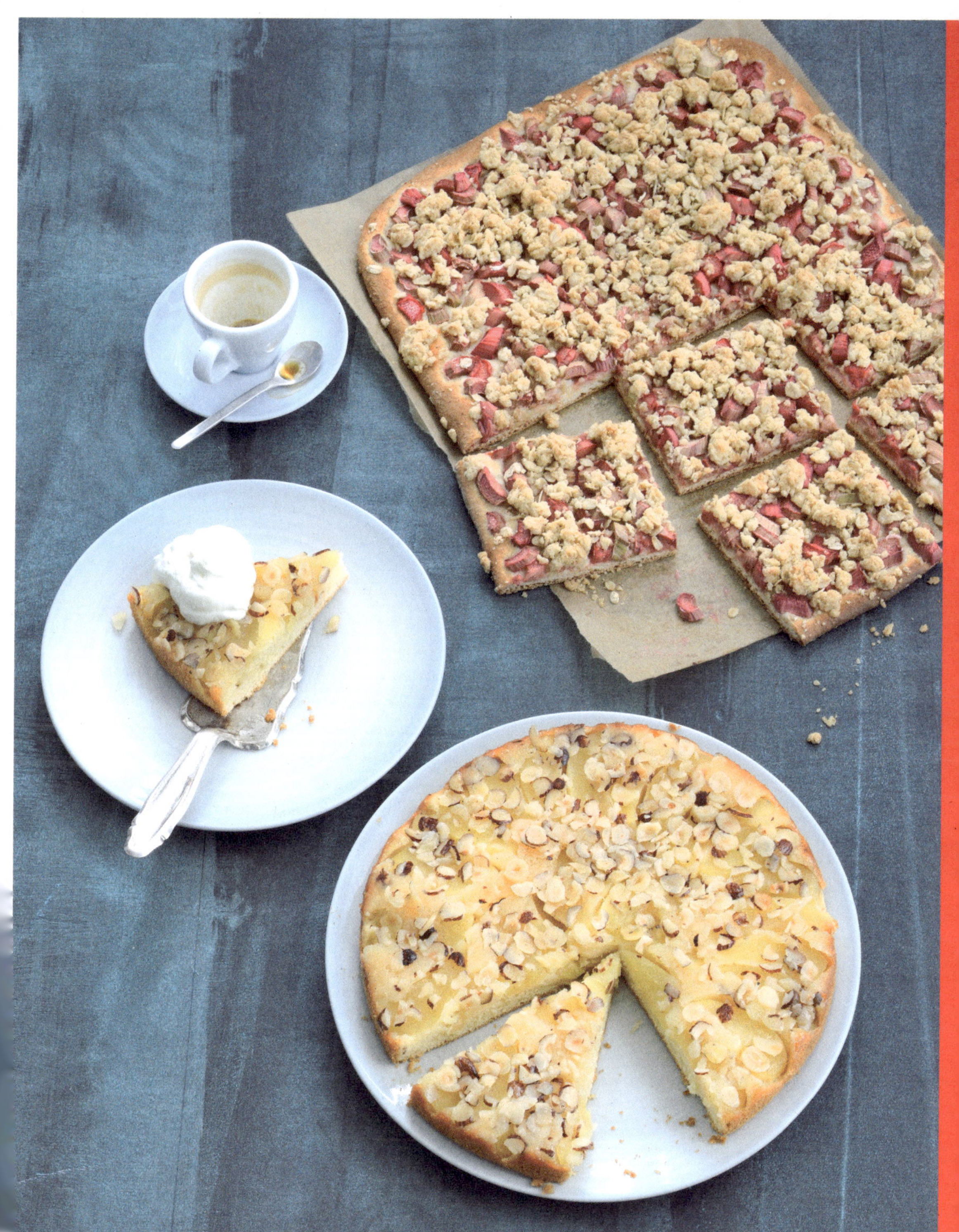

Pflaumenkuchen

Für 12 Stücke
1 Zitrone (unbehandelt)
500 g Pflaumen oder Zwetschgen
3 Eier
100 g Zucker
100 g Naturjoghurt (1,5 % Fett)
8 EL Rapsöl
1 TL flüssiger Süßstoff
200 g Dinkelmehl (Type 630)
½ Päckchen Backpulver
2 EL Mandelblättchen

1. Den Backofen auf 180 °C vorheizen und den Boden einer Springform (26 cm Durchmesser) mit Backpapier belegen.
2. Die Zitrone heiß abspülen, trockentupfen, die Schale fein abreiben und den Saft auspressen. Die Pflaumen waschen, trockenreiben, halbieren und dabei den Stein entfernen.
3. Eier und Zucker mit dem Handrührer schaumig schlagen, bis die Creme ganz hell ist und der Zucker sich aufgelöst hat. Joghurt, Öl, Süßstoff, Zitronensaft und -schale kurz unterrühren.
4. Mehl und Backpulver mischen und kurz unter die Masse heben. Den Teig in die Springform geben, Pflaumen und Mandelblättchen darauf verteilen.
5. Den Kuchen auf der mittleren Einschubleiste 30 bis 40 Minuten backen, eventuell zum Ende der Backzeit mit einem Stück Alufolie oder Backpapier abdecken, damit er nicht zu dunkel gerät.

Zeit: 60 Minuten (davon 30 Minuten Arbeitszeit)
Pro Portion: 204 kcal (852 kJ); 5 g E, 9 g F, 24 g KH, 1,5 g Bst, 2 BE, 2,5 KE

Birnen-Nuss-Strudel

Für 8 Portionen
600 g Birnen, 40 g Walnüsse
40 g Rosinen, 1–2 EL Zitronensaft
1 TL Zimt, 1 EL Zucker
eventuell flüssiger Süßstoff
6 Blätter Strudelteig (150 g)
40 g Zwieback
40 g Margarine oder Butter

1. Den Backofen auf 180 °C vorheizen.
2. Die Birnen schälen, das Fruchtfleisch zunächst in Viertel, dann in feine Blätter schneiden. Walnüsse grob hacken. Birnen, Walnüsse und Rosinen in einer Schüssel mit Zitronensaft, Zimt, Zucker und eventuell Süßstoff abschmecken.
3. Die Strudelteigblätter auf ein sauberes Küchenhandtuch oder ein Stück Backpapier überlappend legen, sodass ein 60 x 40 cm großes Teigblatt entsteht.
4. Den Zwieback hacken und auf das untere Drittel der vorbereiteten Strudelblätter verteilen, die Birnenfüllung daraufgeben. Die Seiten der Teigblätter einschlagen, den Strudel mithilfe eines Handtuchs aufrollen und mit der Nahtseite nach unten auf ein mit Backpapier belegtes Blech legen.
5. Den Strudel mit der zerlassenen Margarine oder Butter bestreichen und auf der zweiten Einschubleiste von unten 30 Minuten backen. Der Strudel schmeckt lauwarm am besten.

Variante: Schmeckt auch mit Äpfeln und Pflaumen.
Zeit: 60 Minuten (davon 30 Minuten Arbeitszeit)
Pro Portion: 213 kcal (894 kJ); 3 g E, 9 g F, 29 g KH, 2,5 g Bst, 2,5 BE, 3 KE

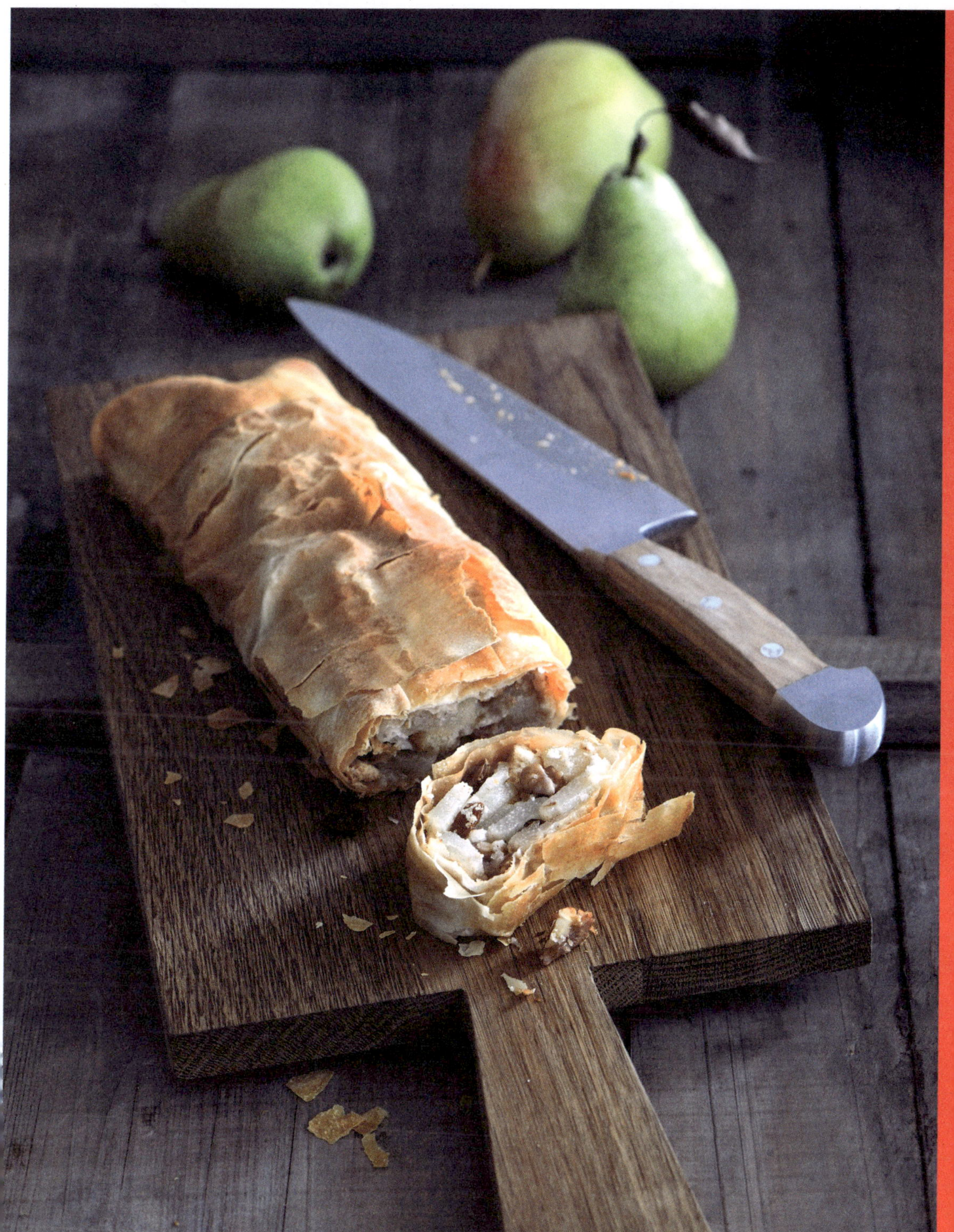

Erdnuss-Cookies

Für 25 Stück
100 g weiche Margarine oder Butter
100 g Erdnussbutter
80 g brauner Zucker
1 Ei
Salz
1 TL flüssiger Süßstoff
125 g Mehl
10 g Weizenkleie
1 TL Backpulver
50 g geröstete Erdnüsse

1. Den Backofen auf 180 °C vorheizen.
2. Margarine und Erdnussbutter mit dem Zucker schaumig rühren, bis der Zucker sich gelöst hat. Das Ei, eine Prise Salz und den Süßstoff unterrühren.
3. Mehl, Kleie und Backpulver mischen und kurz unter den Teig rühren, zum Schluss die grob gehackten Erdnüsse unterrühren.
4. Ein Backblech mit Backpapier belegen und mit einem Esslöffel kleine Teighäufchen daraufsetzen, dabei zwischen den Plätzchen etwas Abstand lassen.
5. Auf der mittleren Einschubleiste etwa 15 Minuten knusprig braun backen.

Info: Nicht ganz kalorienarm, aber die Kekse enthalten sehr wenige gesättigte, dafür ansehnliche Mengen an einfach und mehrfach ungesättigten Fetten.
Zeit: 30 Minuten
Pro Stück: 97 kcal (407 kJ); 2 g E, 6 g F, 8 g KH, 1 g Bst, 0,5 BE, 1 KE

Mohnplätzchen

Für 60 Stück
100 g Margarine oder Butter (zimmerwarm)
50 EL Rapsöl
50 g Zucker
1 Päckchen Vanillezucker
1–1½ TL flüssiger Süßstoff
1 Ei
200 g Dinkelmehl Type 630
100 frisch gemahlener Mohn
(Reformhaus oder Bioladen)
Salz
40 g Kuvertüre

1. Den Backofen auf 180 °C vorheizen.
2. Margarine oder Butter mit Öl, Zucker, Vanillezucker und Süßstoff schaumig rühren. Das Ei gut unterrühren. Mehl, Mohn und eine Prise Salz zugeben und kurz unterrühren.
3. Den Teig in einen Spritzbeutel oder eine Gebäckpresse geben und kleine Kringel oder Streifen auf ein mit Backpapier belegtes Blech spritzen.
4. Die Plätzchen in zwei Durchgängen auf der mittleren Einschubleiste 10 bis 12 Minuten backen.
5. Die Kuvertüre in einen kleinen Gefrierbeutel füllen und im Wasserbad schmelzen lassen. Eine kleine Ecke vom Beutel abschneiden und die Plätzchen mit feinen Streifen Kuvertüre verzieren.

Zeit: 45 Minuten
Pro Stück: 38 kcal (162 kJ); 1 g E, 2 g F, 3 g KH, 0,5 g Bst, 0,5 BE, 0,5 KE

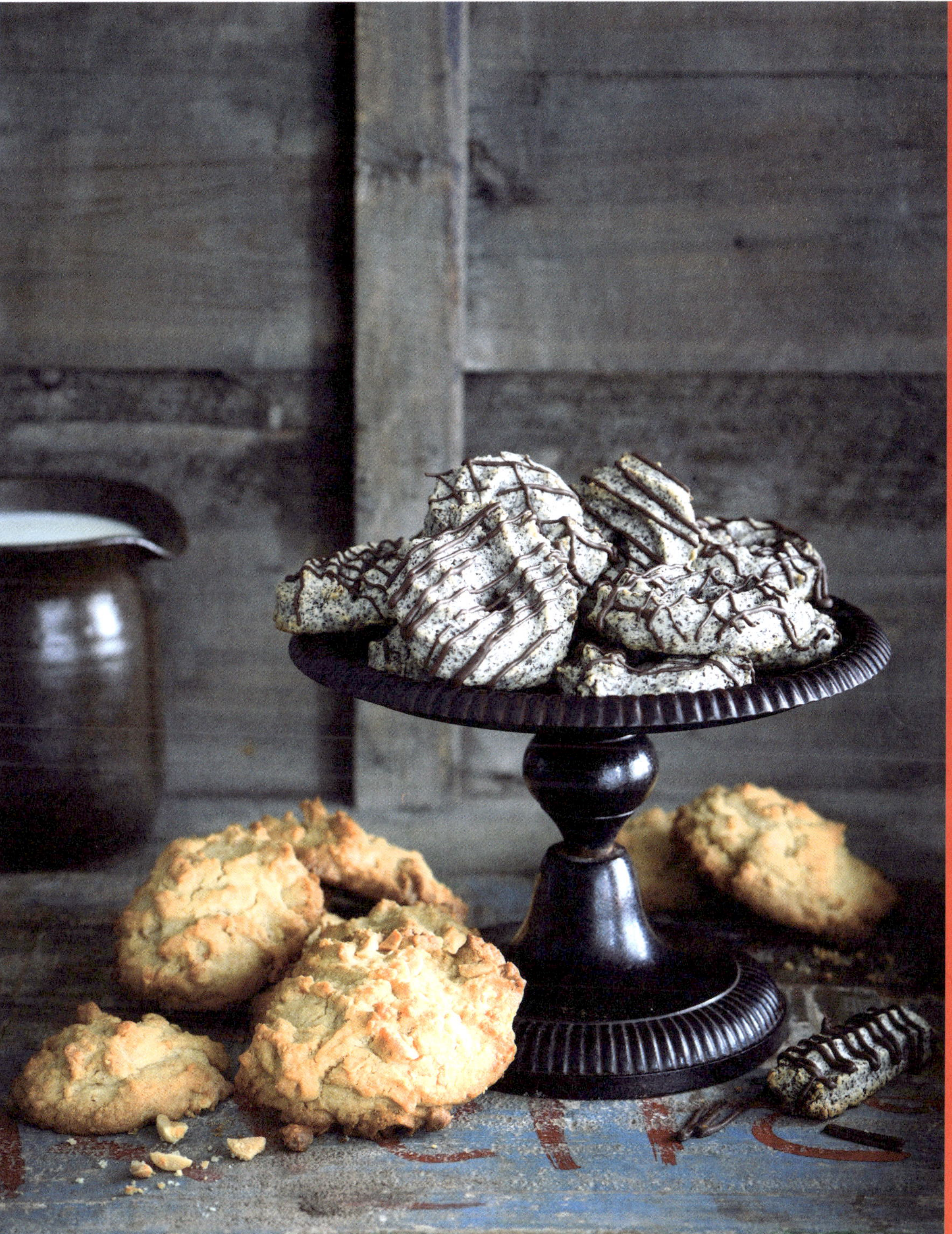

Puddingschnecken

Für 12 Stück
1 Päckchen Vanille-Puddingpulver
60 g Zucker
1½–2½ TL flüssiger Süßstoff
400 ml fettarme Milch
150 g Magerquark
Salz, 1 Ei, 6 EL Rapsöl
240 g Dinkelmehl (Type 630)
10 g Weizenkleie, 2 TL Backpulver
50 g Rosinen, 1 Eigelb

1. Den Pudding mit 20 g Zucker und ½–1 TL Süßstoff nach Packungsanweisung, aber mit nur 400 ml Milch zubereiten. Den Pudding beim Abkühlen ab und zu mit einem Schneebesen umrühren.
2. Quark, restlichen Zucker und Süßstoff, eine Prise Salz, Ei und Öl verrühren. Mehl, Kleie und Backpulver mischen und mit den Knethaken unterrühren.
3. Den Backofen auf 200 °C vorheizen und das Backblech mit Backpapier belegen.
4. Den Teig zu einem Rechteck (etwa 30 x 40 cm) ausrollen und mit dem Pudding bestreichen. Die Rosinen über den Pudding streuen und den Teig mithilfe des Backpapiers von der langen Seite her locker aufrollen. Die Rolle in etwa 3 cm breite Scheiben schneiden und mit etwas Abstand auf das Backblech legen. Das Eigelb mit 1 bis 2 EL Wasser verrühren und den Teig damit bestreichen.
5. Die Schnecken auf der 2. Schiene von unten etwa 20 bis 25 Minuten backen.

Info: Schnecken kann man gut einfrieren.
Zeit: 1 Stunde (davon 30 Minuten Arbeitszeit)
Pro Portion: 197 kcal (825 kJ); 6 g E, 7 g F, 26 g KH, 1,5 g Bst, 2 BE, 2,5 KE

Kirsch-Cupcakes

Für 12 Stück
80 g Margarine oder Butter
3 Eier, Salz
250 g Sauerkirschen, 50 g Zucker
2–3 TL flüssiger Süßstoff
125 g Naturjoghurt (1,5 % Fett)
200 g Dinkelmehl Type 630
1 TL Backpulver
125 ml Sauerkirschsaft, 15 g Speisestärke
125 g Frischkäse (17 % Fett)
2 TL gemahlene Pistazien

1. Margarine in einem Topf schmelzen lassen und den Topf beiseiteziehen. Den Backofen auf 180 °C vorheizen.
2. Eier trennen, Eiweiß mit einer Prise Salz steif schlagen. Kirschen waschen, trockentupfen und entsteinen.
3. Eigelb mit Zucker und 1–1½ TL Süßstoff schaumig schlagen. Joghurt und Margarine zugeben und unterrühren.
4. Mehl und Backpulver mischen und zügig unterrühren. Danach die Kirschen unterrühren. Zuletzt den Eischnee auf den Teig geben und behutsam unterziehen.
5. Muffinblech mit Papiermanschetten auslegen , den Teig einfüllen und auf der mittleren Einschubleiste 20 bis 25 Minuten backen. Ganz abkühlen lassen.
6. Saft und Stärke in einem Topf verrühren und aufkochen. Esslöffelweise den Frischkäse unter die erkaltete Kirschcreme rühren, mit Süßstoff abschmecken und auf den Muffins verteilen. Pistazien darüberstreuen.

Zeit: 1 Stunde (davon 30 Minuten Arbeitszeit)
Pro Portion: 186 kcal (780 kJ); 5 g E, 9 g F, 20 g KH, 1 g Bst, 1,5 BE, 2 KE

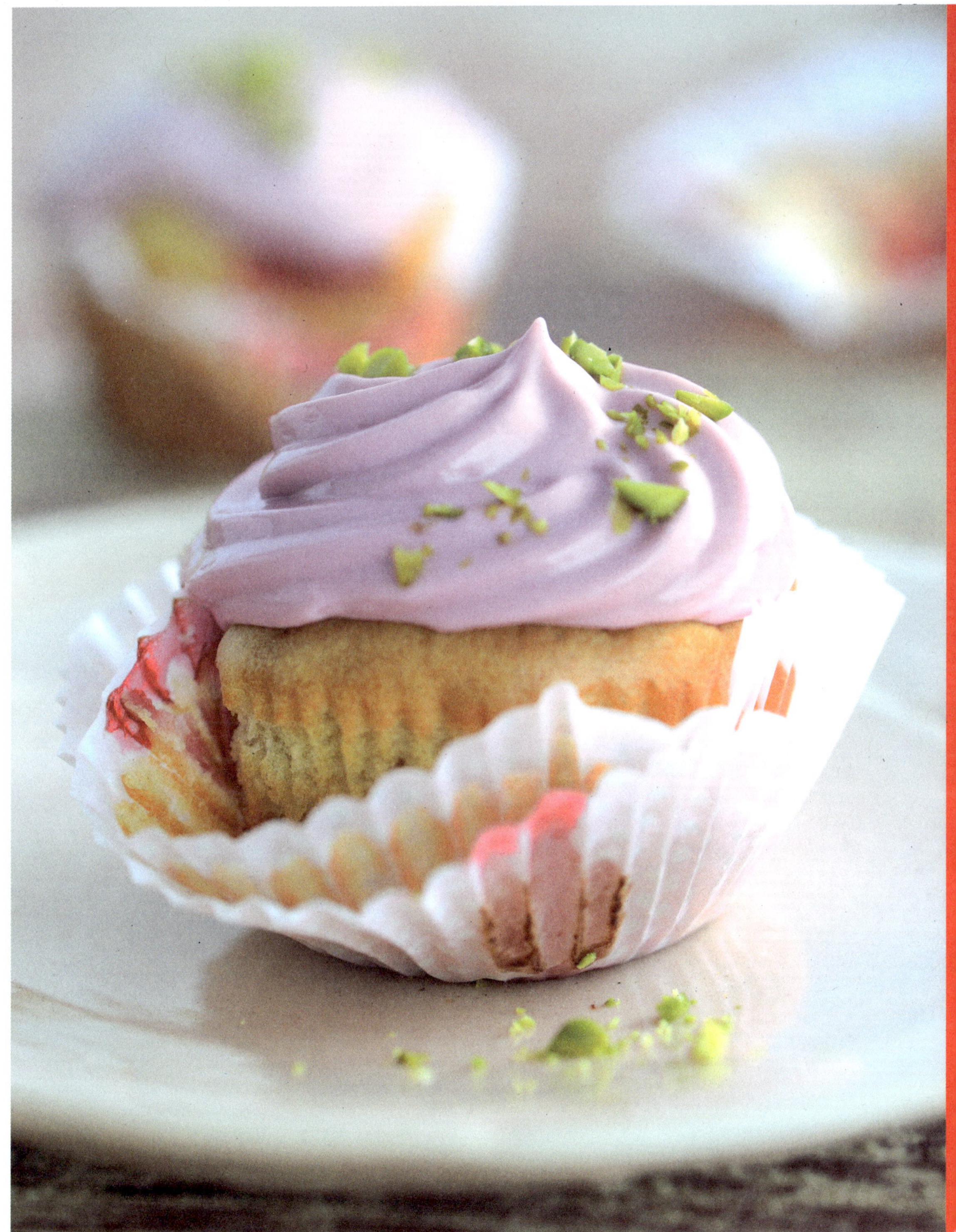

Beeren-Tarteletts

Für 12 Stück
30 g weiche Margarine oder Butter
140 g Mehl
3 Eier
100 g Zucker
40 g gemahlene Haselnüsse oder Mandeln
½ TL Backpulver
300 g gemischte frische Beeren (z. B. Heidelbeeren, Himbeeren, Brombeeren)
3 Blatt weiße Gelatine
1 Vanilleschote
150 g Quark (20 % Fett)
75 g Naturjoghurt (1,5 % Fett)
eventuell einige Tropfen flüssiger Süßstoff
125 ml Sahne

1. Die Tartelett-Förmchen mit der Margarine einfetten und mit 30 g Mehl bestäuben. Den Backofen auf 180 °C vorheizen.
2. Die Eier trennen. Eiweiß mit dem Handmixer zu steifem Schnee schlagen und bis zur weiteren Verwendung in den Kühlschrank stellen.
3. Eigelb mit 60 g Zucker und 2 EL heißem Wasser schaumig schlagen, bis die Creme hell ist und der Zucker sich aufgelöst hat.
4. Das restliche Mehl (110 g), Nüsse, Backpulver und den Eischnee auf die Creme geben und mit einem Teigspatel unterheben.
5. Die Biskuitmasse in die Tortelett-Förmchen füllen und auf der mittleren Schiene 12 bis 15 Minuten backen. Die Torteletts einige Minuten in der Form abkühlen lassen, dann stürzen und vollständig abkühlen lassen.
6. Die Beeren verlesen und kurz abbrausen. Auf Küchenpapier trocknen lassen.
7. Die Gelatine in kaltem Wasser einweichen.
8. Die Vanilleschote mit einem spitzen Messer aufschneiden und mit dem Messerrücken das Mark herauskratzen. Vanillemark mit Quark, Joghurt, dem restlichen Zucker (40 g) und eventuell einigen Tropfen Süßstoff cremig rühren.
9. Die Sahne steif schlagen und unter die Creme ziehen, die Quarkcreme auf die abgekühlten Torteletts streichen.
10. Die Beeren entweder gemischt oder sortenrein auf den Törtchen verteilen und bis zum Servieren kalt stellen.

Info: Wer ein bisschen Zeit hat, backt sich Tarteletts für den Vorrat: Direkt nach dem Abkühlen in einen großen Gefrierbeutel füllen und bis zu 3 Monate einfrieren.
Variante: Schmeckt auch mit Erd- und Stachelbeeren oder (kernlosen) Weintrauben.
Zeit: 1 Stunde
Pro Portion: 192 kcal (803 kJ); 5 g E, 9 g F, 19 g KH, 1 g Bst, 1,5 BE, 2 KE

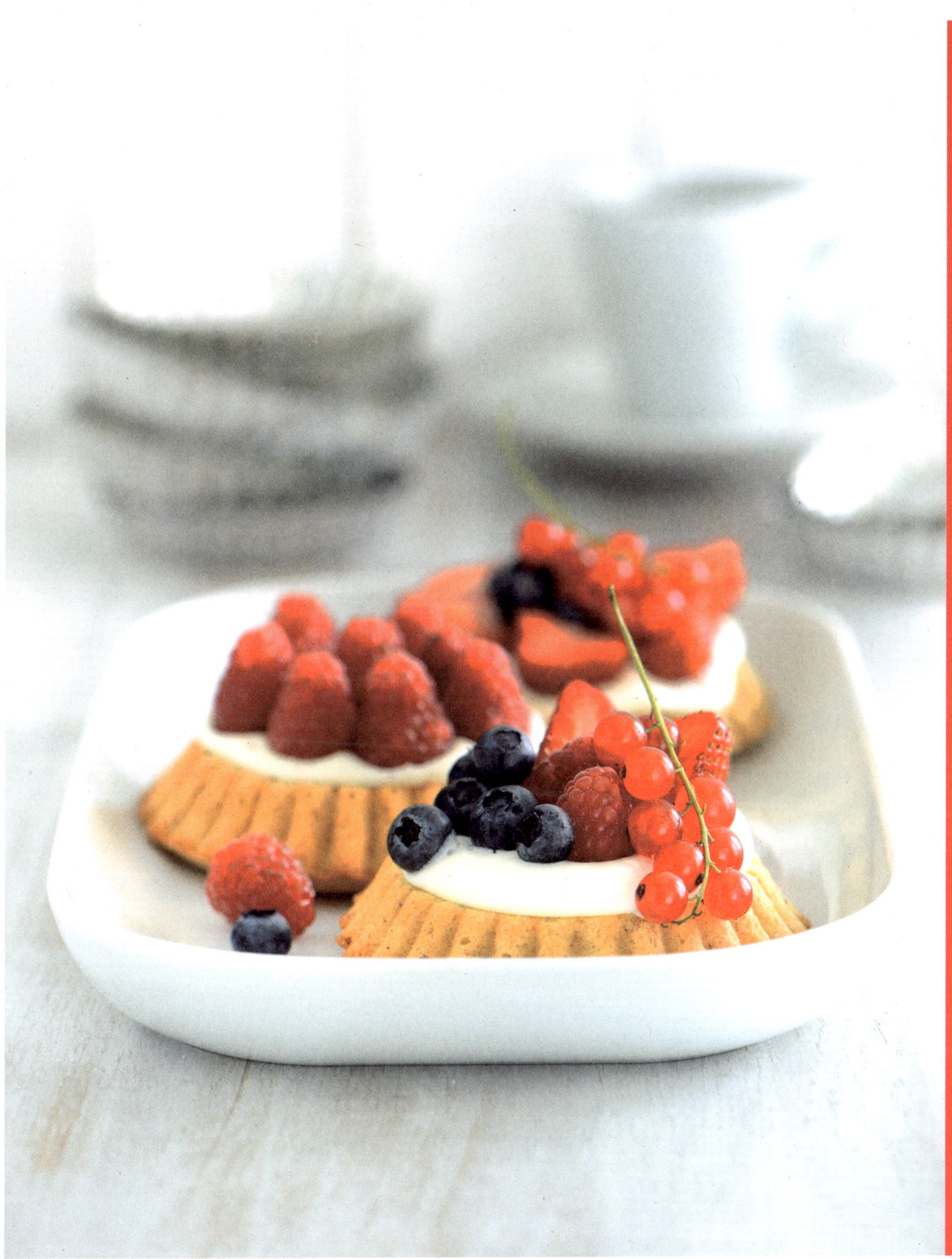

Hilfe

1 Rezepte
Das passende Rezept schnell gefunden.

2 Stichwortverzeichnis
Schneller Zugriff: Alle wichtigen Begriffe und Fachworte für ein leichtes Nachschlagen.

Rezepte

A

B

C, D

Stichwortverzeichnis

Die Stiftung Warentest wurde 1964 auf Beschluss des Deutschen Bundestages gegründet, um dem Verbraucher durch vergleichende Tests von Waren und Dienstleistungen eine unabhängige und objektive Unterstützung zu bieten.

Die Autorinnen:
Angelika Friedl arbeitet seit 20 Jahren als freiberufliche Journalistin in Berlin mit den Schwerpunkten Gesundheit und Pflege. Hin und wieder schaut sie über den Tellerrand und schreibt über Wälder und das, was Menschen antreibt.

Astrid Büscher hat in Hamburg Oecotrophologie studiert. Sie arbeitet als Nährwertexpertin und ist Autorin gesundheitsorientierter Kochbücher. Für Stiftung Warentest hat sie zuletzt „Fit ab 50 – Bewusst kochen und genießen." geschrieben.

2., aktualisierte Auflage

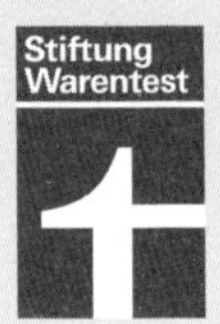

Stiftung Warentest
Lützowplatz 11–13
10785 Berlin
Telefon 0 30/26 31–0
Fax 0 30/26 31–25 25
www.test.de
email@stiftung-warentest.de

USt-IdNr.: DE136725570

Vorstand: Hubertus Primus
Weitere Mitglieder der Geschäftsleitung:
Dr. Holger Brackemann, Julia Bönisch, Daniel Gläser

Programmleitung: Niclas Dewitz

Autorinnen: Angelika Friedl, Astrid Büscher

Projektleitung: Veronika Schuster
Lektorat: Stefanie Barthold, Krefeld
Mitarbeit: Merit Niemeitz
Korrektorat: Susanne Reinhold, Berlin
Fachliche Unterstützung: Dr. Nadine Kuniß, Jena
Titelentwurf: Josephine Rank, Berlin
Layout: Büro Brendel, Berlin
Grafik, Satz, Bildredaktion: Anna Bakalovic
Bildnachweis: Peter Schulte (Titel); thinkstock (S. 8, S. 22); gettyimages, Brigitte Sporrer (S. 34, S. 72); Peter Schulte (S. 46, Rezeptfotos ab S. 73)

Produktion: Vera Göring
Verlagsherstellung: Rita Brosius (Ltg.), Romy Alig, Susanne Beeh
Litho: tiff.any, Berlin
Druck: DCM Druck Center Meckenheim GmbH

ISBN: 978-3-7471-0196-4

Wir haben für dieses Buch 100 % Recyclingpapier und mineralölfreie Druckfarben verwendet. Stiftung Warentest druckt ausschließlich in Deutschland, weil hier hohe Umweltstandards gelten und kurze Transportwege für geringe CO_2-Emissionen sorgen. Auch die Weiterverarbeitung erfolgt ausschließlich in Deutschland.